《临床药学监护》丛书

国家卫生健康委医院管理研究所药事管理研究部
国家医院药事管理质量控制中心   组织编写

吴永佩 颜 青 高 申   总 主 编

儿科常见疾病
药物治疗的药学监护

主 审 徐 虹

主 编 李智平 翟晓文

副主编 王 艺 张晓波 陈 超

编 委（以姓氏笔画为序）

王 艺 王广飞 朱 琳 朱逸清 李 琴 李小霞

李紫薇 李智平 张旭晖 张俊琦 张晓波 陆国平

陈 超 罗飞宏 俞 蕙 黄 瑛 黄怡蝶 翟晓文

U0212448

人民卫生出版社

图书在版编目（CIP）数据

　　儿科常见疾病药物治疗的药学监护 / 李智平, 翟晓文主编.
—北京: 人民卫生出版社, 2020
　　（《临床药学监护》丛书）
　　ISBN 978-7-117-29349-5

　　Ⅰ.①儿…　Ⅱ.①李… ②翟… 　Ⅲ.①小儿疾病 - 常见病 -
临床药学 　Ⅳ.①R720.5

　　中国版本图书馆 CIP 数据核字（2020）第 083867 号

人卫智网	www.ipmph.com	医学教育、学术、考试、健康， 购书智慧智能综合服务平台
人卫官网	www.pmph.com	人卫官方资讯发布平台

《临床药学监护》丛书
儿科常见疾病药物治疗的药学监护

组织编写：国家卫生健康委医院管理研究所药事管理研究部
　　　　　国家医院药事管理质量控制中心
主　　编：李智平　翟晓文
出版发行：人民卫生出版社（中继线 010-59780011）
地　　址：北京市朝阳区潘家园南里 19 号
邮　　编：100021
E - mail：pmph @ pmph.com
购书热线：010-59787592　010-59787584　010-65264830
印　　刷：三河市尚艺印装有限公司
经　　销：新华书店
开　　本：710×1000　1/16　　印张：11
字　　数：186 千字
版　　次：2020 年 7 月第 1 版　2020 年 7 月第 1 版第 1 次印刷
标准书号：ISBN 978-7-117-29349-5
定　　价：36.00 元
打击盗版举报电话：010-59787491　E-mail：WQ @ pmph.com
质量问题联系电话：010-59787234　E-mail：zhiliang @ pmph.com

《临床药学监护》丛书
编 委 会

总 主 编　吴永佩　颜　青　高　申

副总主编　缪丽燕　王长连

编 委 会（以姓氏笔画为序）：

丁　新　卜一珊　万自芬　王建华

卢晓阳　包明晶　冯　欣　齐晓涟

闫峻峰　劳海燕　苏乐群　杜　光

李　妍　李喜西　李智平　杨　敏

杨婉花　张　峻　张　健　张毕奎

陆　进　陆方林　陈　英　林英忠

罗　莉　胡　欣　姜　玲　高红梅

游一中　谢　娟　裘云庆　翟晓文

樊碧发

《临床药学监护》丛书
分 册 目 录

书名	分册主编	
1. 质子泵抑制剂临床应用的药学监护	高 申	
2. 血栓栓塞性疾病防治的药学监护	高 申	陆方林
3. 疼痛药物治疗的药学监护	陆 进	樊碧发
4. 免疫抑制剂药物治疗的药学监护	王建华	罗 莉
5. 营养支持疗法的药学监护	杨婉花	
6. 调脂药物治疗的药学监护	杨 敏	劳海燕
7. 糖皮质激素药物治疗的药学监护	缪丽燕	
8. 癫痫药物治疗的药学监护	齐晓涟	王长连
9. 糖尿病药物治疗的药学监护	李 妍	苏乐群
10. 肿瘤药物治疗的药学监护	杜 光	
11. 高血压药物治疗的药学监护	陈 英	林英忠
12. 止咳平喘药物临床应用药学监护	谢 娟	万自芬
13. 吸入制剂药物治疗的药学监护	胡 欣	游一中
14. 感染性疾病药物治疗的药学监护	卢晓阳	裘云庆
15. 重症疾病药物治疗的药学监护	卜一珊	高红梅
16. 精神障碍疾病药物治疗的药学监护	张 峻	张毕奎
17. 儿童肾病综合征药物治疗的药学监护	姜 玲	
18. 骨质疏松症药物治疗的药学监护	闫峻峰	包明晶
19. 儿科常见疾病药物治疗的药学监护	李智平	翟晓文
20. 妇科疾病雌、孕激素药物治疗的药学监护	冯 欣	丁 新
21. 静脉药物临床应用药学监护	张 健	

丛 书 序

　　第二次世界大战后,欧美各国现代经济和制药工业迅速发展,大量新药被开发、生产并应用于临床。随着药品品种和药品临床使用量的增加,不合理用药现象也逐趋加重,严重的药物毒副作用和过敏反应也不断增多,患者用药风险增加。同时,人类面临的疾病负担愈加严峻,慢性病及其他疾病的药物应用问题更加复杂,合理用药成为人类共同关心的重大民生问题。为充分发挥临床药师在药物治疗和药事管理中的专业技术作用,提升药物治疗水平,促进药物安全、有效、经济、适当的合理使用,西方国家于 20 世纪中叶前后在高等医药院校设置 6 年制临床药学专业 Pharm D. 课程教育,培养临床型药学专业技术人才。同期,在医院建设临床药师制度,建立药师与医师、护士合作共同参加临床药物治疗,共同为患者临床药物治疗负责,共同防范医疗风险,提高医疗工作质量,保障患者健康的优良工作模式,这在西方国家已成为临床药物治疗常规,并得到社会和医药护理学界的共识。

　　1997 年我们受卫生部委托起草《医疗机构药事管理暂行规定》,经对国内外医院药学技术服务情况调研分析,提出了我国"医院药学部门工作应该转型""药师观念与职责必须转变"和医院药学专业技术服务扩展发展方向,并向卫生部和教育部提出三点具体建议:一是高等医药院校设置临床药学专业教学,培养临床应用型药学专业技术人才;二是在医院建立临床药师制,药师要直接参与临床药物治疗,促进合理用药;三是为提高成品输液质量、保障患者用药安全和保护护理人员免受职业暴露,建议对静脉输液实行由药学部门管理、药学人员负责的集中统一调配与供应模式。卫生部接受了此建议,在2002 年 1 月卫生部公布《医疗机构药事管理暂行规定》,首次规定要在医院"逐步建立临床药师制"。为此,在 2005 年和 2007 年卫生部先后启动"临床药师培训基地"和"临床药师制"建设两项试点工作,并于 2009 年和 2010 年作了总结,取得了很大的成功,目前临床药师岗位培训制度和临床药师制建设已日趋规范化和常态化。随着临床药学学科的发展和临床药师制体系建设的深化，临床药师队伍迅速成长，专业技术作用逐渐明显，但临床药师普遍深感临床药学专业系统知识的不足，临床用药实践技能的不足。为提升临床药师参加临床药物治疗工作的药学监护能力，我们邀请临床药学专家和临床药师以及临床医学专家共同编写了《临床药学监护》丛书。本丛书将临床药物治疗学理论与药物治疗监护实践相结合，反映各分册临床疾病药物治疗的最新进展，以帮助临床药师在药物治疗实践活动中实施药学监护措施，提升运用临床药学专业知识解决临床用药中实际问题的能力。本丛书主要内容为依据不同疾病的药物治疗方案，设计药学监护措施，明确药学监护重点：对药物治疗方案的评价与正确实施；遴选药品的适宜性和随着疾病治疗的进展调整药物治疗意见；对药物治疗效果的评价；监测与杜绝用药错误；监测与防范药品不良反应；对患者进行用药教育等。

《临床药学监护》丛书的编写与出版，体现了国内外临床药物治疗学和临床实践活动最新发展趋势，反映了国际上临床药学领域的新的药学监护技术。本丛书可满足广大医疗机构药师学习、实践工作的需要，也可作为医疗机构医护人员和高等医药院校学员的参考用书，但撰写一部系统的《临床药学监护》丛书我们尚缺乏经验，不足之处在所难免，希望临床药师和广大读者批评指正，为再版的修订与完善提供条件。

我们衷心感谢为本丛书编写和出版付出辛勤劳动的专家、临床药师和相关人员并向其致以崇高的敬意！

吴永佩 颜 青 高 申

2018 年 3 月

前　　言

自 2016 年全面二孩政策实施后，我国 14 岁及以下儿童人口占比逐年提升。截至 2018 年年末，我国有 14 岁及以下儿童 2.35 亿，占全国总人口的 16.9%。儿童是祖国的未来，儿童的健康成长关系着千家万户的幸福。当前，我国医药卫生事业快速发展，儿童健康保障体系逐步完善，儿童用药水平显著提高。然而，实际临床治疗所需药品的说明书中仍存在缺少儿童相关信息、缺乏儿童适宜剂型和规格的情况，加上儿童本身处于生长发育阶段，因此，对儿科人群进行药学监护尤其重要。

本书编排缜密，内容涵盖了儿童这一特殊人群常见疾病药学监护的若干重要方面；同时，书中加入了临床案例的分析讨论，从临床实践的角度切入，便于读者联系实际，理解并掌握要点。本书是一本专注于儿童常见疾病药物治疗的具有实用参考价值的工具书，贯彻"以患儿为中心"的理念，深入浅出，兼具专业性及可读性，紧密结合了药物的药理作用、患儿的症状体征及检查指标，介绍了个体化药学监护的开展细节。第一章针对儿童用药特点，概述了儿科药学监护的要点；后续各章对儿科感染性疾病如肺炎、化脓性脑膜炎以及其他儿科常见疾病如哮喘、腹泻、癫痫等的药物治疗方案及药学监护要点等提供了详细的实用信息。对于儿童中的特殊群体——新生儿，本书以单独章节重点阐述了高胆红素血症、感染性疾病、呼吸窘迫综合征、营养及营养相关疾病等典型疾病的药物治疗及药学监护。此外，本书阐述了药物治疗的常见问题如超说明书用药、不必要的药物治疗，以及药品不良反应等问题。

本书内容系统性强、注重理论结合实践，对儿童专科医院、综合性医院及基层医疗机构的临床药学教学和实践都有一定的参考价值。无论是临床一线的药师、医师，还是学生，都可以阅读本书进行药学监护内容的学习参考。希望读者通过阅读本书，对临床合理用药和儿科人群的药学监护有更深刻的理解，并将所学应用于临床药学服务中。

　　衷心感谢组织编写《临床药学监护》丛书的单位及总主编给予儿科临床药学工作的支持和勉励,感谢参与本书编写和校对的专家和相关人员。由于儿科药学近年来发展迅速,临床实践知识不断更新变化,本分册内容可能存在疏漏和有待商榷之处,敬请广大读者予以批评指正。

李智平　翟晓文　徐　虹

2020 年 3 月

目　录

第一章 总 论

第一节 药学监护概念与实施

药学监护(pharmaceutical care,PC)这一概念首先由 Mikeal 等于 1975 年定义为"对特定患者的用药进行监护,以确保其安全和合理地使用药品"。Hepler 于 1987 年将药学监护描述为"对患者利益的考虑和对药品进行管理和使用的承诺"。Helpler 以及 Strand 于 1990 年在 *Opportunities and responsibilities in pharmaceutical care* 一文中阐述了药学监护的方法是提供合理的药物治疗,目的是改善患者生活质量,具体结果包括治愈疾病、消除或减轻症状、阻止或延缓疾病进程以及防止疾病或症状发生;同时,药学监护的执行者由药师(pharmacists)扩展为实践者(practitioners),药学监护不仅仅是药师的责任,也是其他医务人员的责任。此外,药学监护还需要患者及其他专业人员共同协商、制定、执行以及监测。药学监护的主要功能包括以下三个方面:①发现潜在或已有的药物相关问题;②解决现有的药物相关问题;③预防潜在的药物相关问题。2008 年,欧洲药物和药学监护委员会(European Committee on Pharmaceuticals and Pharmaceutical Care,CD-P-PH)与欧洲药品质量和保健局(European Directorate for the Quality of Medicines & HealthCare,EDQM)对药学监护的概念以及药学监护的评估指标进行了进一步探讨,认为药学监护是一种以患者为中心的、与药物有关的、多学科的、由专业药学人员主导的监测/记录过程(如图 1-1);同时,药学监护的指标包括了药学监护干预的数量、患者咨询的数量、患者反馈的数量、药物不良事件的报道数量等。2013 年,欧洲药学监护网(Pharmaceutical Care Network Europe,PCNE)围绕药学监护展开讨论,就药学监护的定义达成共识,认为药学监护是以患者为中心,由药师提供负责的药物治疗,目的在于优化药物方案并改善患者生活质量。

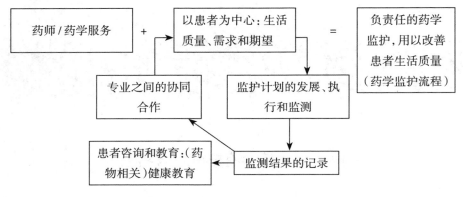

图 1-1　药学监护及其监测指标

一、药学监护的实践理念

药学监护是承担解决患者药物相关需求的责任并坚守这一承诺的一种实践,在此过程中,以达到正向的治疗结果为目标,向儿科患者提供负责任的药物治疗服务。大多数患者都有用药的需求,药学监护的责任在于为患者合理用药提供保障。药学监护经历了数十年的发展,已经从理论走向实践,并受到普遍的认可。药学监护的作用包括:①可以促进药物的合理使用,提高疗效;②能减少药物不良反应,预防药源性疾病的发生;③可以大幅度减少不合理用药,节省资源。药学监护的核心在于提供合理的用药方案;同时,药学监护的实践者还需要评估患者的健康状况。药学监护的最终目的是提高药物的疗效,改善患者的生活质量,因此,以患者为中心是药学监护的实践基础。根据患者对药物的需要,药学监护需要评价以下几个方面:①药物的安全性,即要求使用的药品质量合格、毒性低、副作用小、风险小,避免药物不良反应和药物毒性;②药物的有效性,即治疗疾病时,选择最有效药物,以适宜的剂量达到治疗要求,使患者从药物治疗中获益;③药物经济性,即在保证药物安全性、有效性的前提下,还应该考虑用药是否经济,患儿家庭是否能承受;④患者的依从性,即患者愿意且能够按照预期服药。

在药学监护的实践过程中,药师有以下职责:①与医师一起决定患者的药物治疗方案,明确治疗目标,监测患者用药全过程,对药物治疗方案提出综合评价,及时发现药物不良反应及毒副作用;②管理所有药学监护所必需的资源,包括药物的采购、储存、供应及使用,对医师、护士进行药学指导,提供相关的药物咨询,对患者提供药学服务,包括用药教育、临床治疗会诊、药物咨询门诊等;③保证合理用药,包括选用安全、有效、经济的适用药物,根据不同患者的情况,选择相应适宜的药物、适当的剂量和适当的给药途径。

药学监护是医院药学发展的必然趋势,随着我国医药卫生事业改革的深入发展,药学监护的社会需求将日益增加。值得注意的是,开展药学监护绝不是药师单枪匹马能够完成的,而必须由药师、医师以及护士等健康保健提供者建立良好的协作关系,整体配合。药学监护的整体配合体现在 5 个方面:①把医疗、药学、护理有机地结合在一起,让医师、药师、护士齐心协力,共同承担医疗责任;②既为个人服务,又为整个社会国民健康教育服务;③积极参与疾病的预防、检测、治疗和保健;④指导、帮助患者和医护人员安全、有效、经济、适当地使用药物;⑤定期对药物的使用和管理进行科学评估。

二、药学监护流程

药学监护的实践最好是借助发生在患者和药师之间的监护流程来进行。其主要包括三个步骤:①患者、疾病的评估及用药引起的药物治疗问题的确认;②监护计划的拟定;③患者的随访评估。

上述每个步骤相互依赖,将会对患者的用药产生积极的影响。在与患者首次见面时,对患者进行初次评估,确认患者是否存在药物治疗问题并拟定监护计划,然后在下次患者就诊时,进行随访评估以及调整药物治疗方案。患者药学监护流程是药师在实践中的思考决策过程,也是监护药师的重要特征。

（一）儿科药学监护流程的基础:药物治疗评估方法

药物治疗评估方法是药师在监护患者时发生的思维认知活动,是用于药学监护实践的一个合理的决策过程,包括确认、解决和预防药物治疗问题,设定治疗目标,选择干预措施以及评估治疗结局。它描述了药师实践中的思维过程、假设、决策和患者问题,需要监护者将专业的知识和临床技能应用于解决患者的医疗问题,其专业的知识储备较传统药师更侧重于药理学、药物治疗学和药物监护实践方法。

（二）药学监护流程的步骤

药学监护流程分为三个步骤,每个步骤中主要的工作内容和相应的责任总结见表 1-1。表 1-1 把药学监护药师的认知行为（药物治疗评估）和具体行动（药学监护流程）整合起来。这些行为的每一步骤都有简洁说明,以描述整个的药学监护流程。

表 1-1　药学监护流程中的工作内容与相应的责任

	工作内容	责任
患者评估	1. 与患者见面 2. 引导患者说出预知的相关信息 3. 运用药物治疗评估方法做出合理的药物治疗决策	1. 建立治疗关系 2. 了解患者的个人信息、就诊原因、用药史和其他的临床信息 3. 确定患者药物相关需求是否被满足（安全性、有效性、经济性和依从性），确认药物治疗问题
制订监护计划	1. 与患者和其他患者的监护人员商讨并确认药物治疗的终点及时间范围 2. 选择合适的干预手段以解决药物治疗问题 3. 选择患者个体化药物治疗方案预防药物治疗问题 4. 制订随访评估的日程表	1. 建立治疗目标 2. 考虑治疗计划的合理性 3. 达到治疗目标 4. 考虑药物干预的不良反应等问题 5. 患者教育
随访评估	1. 明确反映患者真实结局的临床和/或化验指标，把它们和治疗目标作对比来判断药物治疗的有效性 2. 明确不良反应的临床和/或化验指标来判断药物治疗的安全性 3. 记录药物治疗控制每个疾病的临床状况 4. 患者出现新的药物治疗问题时需重新评估 5. 制订下次随访评估的日程表	1. 评估药物治疗的有效性 2. 评估药物治疗的安全性 3. 判断患者的依从性 4. 对药物治疗是否有效控制患者状况做出评估 5. 确认新的药物治疗问题及其原因，提供持续的监护

　　药物治疗问题的确认、原因陈述、解决问题的先后次序排列以及药物治疗问题的解决和预防体现了临床药师的作用。药学监护流程是患者和药师之间互动产生的。尽管患者的特征、患者的疾病、具体的药物治疗方案和药师的专业特长有所差异，但所有的药师仍要运用相同的患者监护流程和结构化的决策流程。

　　1. 患者评估

　　（1）目的：充分了解患者的用药历史，以便与患者一起作出合理的药物治疗决定；判断患者的药物治疗方案是否有效、安全以及患者是否依从药物治疗方案；确定药物治疗问题。

（2）主要工作：①通过与患者交流、阅览病历记录，收集患者信息；②引导患者说出自己的用药史；③确认药物治疗问题并对患者的用药作出临床评价。

1）收集患者信息：当作出临床决策时，需要知道患者的相关信息，包括患者个人情况（个人信息及用药史）、疾病信息（当前疾病、既往病史、营养状况及系统回顾）和用药信息（当前用药、既往用药史、免疫接种情况、过敏史和警示信息）。

2）引导患者说出用药史：患者评估先从讨论患者的用药史开始，逐步了解患者。患者把服用药物对日常生活的影响当作他们的用药体验。用药体验是患者个体的用药行为，是发生在患者生活中所有用药相关事件的总和，是患者对药物治疗的一种信念、认知、理解、态度和行为。正是这些因素最直接地影响到患者对药物治疗的决定，包括是否决定服用某种药物、服用多少以及如何服用等行为。用药史也包括其他方面：患者当前的用药状况、免疫接种情况、过敏史、警示信息和既往用药史。

药师的责任是理解并积极引导患者。对患者的用药体验了解得越多，就越能持久而积极地影响患者。药师需努力学习沟通技巧，以便有效地引导患者说出自己的用药体验，通过对患者更深的了解来提供更好的监护服务。

3）确认药物治疗问题，做出临床决策：在患者评估过程中，临床药师作出的主要判断项目包括①在这段时间患者的药物相关需求是否得到满足；②患者现在是否存在药物治疗问题。因此，对药物治疗问题的理解显得尤为重要。

A. 药物治疗问题概念：是患者经历的与药物治疗相关或者疑似相关的不良事件或者风险，它会阻碍或者延迟患者达到治疗的预期目标，并且需要专业的判断来解决。

B. 药物治疗问题确认：在评估过程中确认药物治疗问题。确认前需要评估在此阶段中收集到的患者、疾病和药物治疗在生理学、病理学、药理学等方面的信息。只有以系统的、符合逻辑的方式运用药物治疗评估方法时，这些信息才能得到综合的应用。

确认患者是否存在药物治疗问题需要连续评估四个问题：①患者使用的每种药物是否都有对应的临床适应证，每种适应证是否都有相对应的药物治疗；②这些药物治疗方案对改善患者的疾病是否有效；③这些药物治疗方案是否尽可能保证了患者用药安全；④患者是否有能力和意愿遵医嘱服用这些药物。

C. 药物治疗问题分类：患者存在的药物治疗问题可分成七类，如表1-2所示。

表1-2　药物治疗问题分类

药物治疗问题的类型	药物治疗问题的描述
不必要的药物治疗	此时患者无临床指征（适应证），不需要药物治疗
需要增加药物治疗	需要新增药物来治疗或预防一种疾病
无效药物	药品没有起效，不能产生患者所需的预期疗效
给药剂量过低	给药剂量不足以达到预期的治疗效果
药物不良反应	患者使用药物后产生副作用
给药剂量过高	过高剂量的药物导致患者遭受不良反应
患者依从性差	患者不能或不愿意按医嘱服药治疗

D. 药物治疗问题原因分析：分类完成以后，就需要去确认引起每一个药物治疗问题的原因，认识这些问题的原因有助于为患者提供更好的解决方案。流程包括确认与治疗问题相关的疾病、与治疗问题相关的药物治疗以及引起治疗问题的原因。当多个药物治疗问题同时出现时，需要排列优先次序，确定应该优先处理的问题。决定优先处理的问题时，需综合考虑不同方面：哪个是患者认为最让其担忧的问题？哪个是患者更倾向于解决的问题？哪个是临床上更严重的问题？

评估患者药物相关需求的流程就是先描述药物治疗问题，然后决定问题优先处理的级别，再通过制订监护计划干预解决。

2. 制订监护计划　制订监护计划的目的是整理药师与患者共同协商的治疗方案，以实现患者的治疗目标。这需要干预、解决药物治疗问题。实现其目标并预防可能出现的药物治疗问题，才能让患者获得更好的用药体验。

监护计划是按照疾病来制订的，对每种疾病建立独立的监护计划。构建一个监护计划包括三个步骤：①确定治疗目标；②选择合适的个体化干预措施；③安排下次随访评估的日程。如果患者有多种疾病，就需要整合多个监护计划，最终给患者一份整合的监护计划。

（1）确定治疗目标：监护计划实施过程中的第一步也是最重要的一步，就是针对患者的每种疾病确立治疗目标。治疗目标应包括临床参数、化验值和时间范围，是描述对未来预期的终点。治疗目标指导所有随后的决策、干预措施和患者教育。因此，陈述治疗目标必须明确，在规定的时间内达到可观察或可测量的临床最佳结果。治疗目标与患者的偏好和愿望必须一致，或许最重要的是：治疗目标必须得到患者与药师的理解和一致认同。

（2）选择合适的个体化干预措施：每个监护计划均包含代表患者利益的具体行动，这些具体的行动就是干预措施。监护计划涵盖的干预措施目的是解决药物治疗问题、实现既定的治疗目标、预防产生新的药物治疗问题。

1）解决药物治疗问题：监护计划中的第一类干预措施应旨在解决已经确认的药物治疗问题。药物治疗问题是监护过程中首先应该考虑的问题，如果不能成功解决这些问题，就无法实现设定的治疗目标。最常见的干预措施分别是开始新的药物治疗、终止已有的药物治疗、增加药物剂量、减少药物剂量、对患者进行用药教育或将患者转诊至其他药师去解决其健康问题。

2）实现既定的治疗目标：监护计划中的第二类干预措施可保证患者实现治疗目标。最常见的干预措施包括药物治疗方案的调整和患者个体化指导，如关于药物合理使用的患者教育，运用相关的技术和/或饮食以及运动方面的指导建议来提高药物治疗方案的成功率。

3）预防产生新的药物治疗问题：干预措施对于完成整个监护计划是非常必要的。这些干预措施，尤其对那些因存在明确的风险因素患者来说显得更为重要。

（3）安排下次随访评估的日程：每个监护计划的最后一步是安排随访评估的日程，评估药物治疗的结局。随访评估期间，应根据监护计划对患者产生的积极或消极的影响来评判监护计划实施的效果。因此，何时安排下次随访评估需要综合评估以下因素：产生预期良好结局的时间，治疗目标的实现以及任何负面的结果（包括药物的不良反应）可能出现的时间。如果有多个监护计划，那么就必须协调随访评估的时间安排。

患者和药师之间应经常协商监护计划中的治疗目标、干预措施和下次评估的日程安排。

3. 随访评估　随访评估的目的是确定患者药物治疗的实际结局，并对比预期的治疗目标，以确定药物治疗的有效性和安全性，评估患者的依从性，确认患者的疾病现状。应当指出的是，在药学监护实践中，"结局"这一术语用来描述的是实际的临床结果,不应该与治疗目标或定义模糊的"结局"概念相混淆。

在一个规范操作的随访评估中,药师应借助药物的有效性、安全性和患者的用药依从性来评估药物治疗的疗效,从中确定是否出现新的问题。具体工作描述如下:①观察或者评估患者接受药物治疗后体验到正向的疗效(有效性);②观察或者评估患者体验到药物治疗导致的不良反应(安全性);③从临床观察到的结果来判定患者实际的服药剂量(依从性);④患者接受药物治疗后,对其病情是否得到控制做出临床判断(结局);⑤再次评估患者,确定是否出现新的药物治疗问题。

(1)收集患者信息:①有效性信息,包括患者体征或症状的改善或者减轻情况,通过解读这些信息,确定检查结果从异常值恢复到理想范围或者正常范围的程度。②安全性信息,包括评估患者药物治疗期间出现的非预期药理作用(副作用),也包括患者用药治疗后,其化验结果是否出现异常危险状况的评估结果。③依从性信息,由于有效性和安全性的评估是基于患者正在服用药物的实际给药剂量,所以在每次随访评估时确定患者的依从性是非常重要的。

(2)判断治疗结局:每次评估时,治疗结局的状态可能是治愈、稳定、改善、部分改善、未改善、恶化或者失败。每种状态的术语在实践中都有特定的意义,并且包含两类重要信息:患者目前的状况以及对应患者的疾病状况(病情)采取的药物治疗措施。记录临床判断情况并对比随后的评估结果,确定个体化治疗方案是否帮助患者达到了期望的治疗目标。

每一次随访评估,药师必须确定从上次和患者见面后是否产生了新的药物治疗问题或者疾病。如果产生,患者监护流程就要重新开始了。

在随访评估阶段,药师可以了解到什么药物、多少剂量最有效或者可能造成的不良反应,从中能收获临床经验和新的知识。

三、药学监护管理体系

(一)药学监护管理体系的特点

为大量患者提供监护服务,需要一个卓有成效的结构体系以及合适的资源才能成功。因此,必须建立这项服务的管理体系。药学监护管理体系应当具有如下特点:①清晰理解该项工作的使命;②明确提供服务所需的所有资源;③短期可以评估服务的手段,长期可以显示服务的质量。

（二）分级药学监护制度

临床药师根据患者疾病及所用药物情况，确定并实施不同级别的药学监护，并根据患者治疗情况的变化进行动态调整。药学监护分为三个级别：一级、二级和三级药学监护。

1. 一级药学监护

（1）具备以下情况之一的患者，可以确定并实施一级药学监护：①严重肾功能不全（肌酐清除率 ≤ 30ml/min）或接受血液净化治疗；②严重肝功能不全 [生化指标谷丙转氨酶（GPT）/ 谷草转氨酶（GOT）＞ 5 倍参考值上限或胆红素（BIL）＞ 3 倍参考值上限] 或 Child-Turcotte-Pugh（CTP）评分 ≥ 10；③重症感染、高血压危象、急性心衰、哮喘持续发作、急性心肌梗死以及癫痫持续状态；④同时应用药物超过 15 种；⑤应用强心苷类药物、华法林、抗心律失常药、硝普钠、抗肿瘤药物；⑥原接受二级药学监护的患者病情或用药发生变化，需进行一级监护。

（2）监护要点：①患者入院后即进行药学问诊，并根据医师诊疗计划制订相应的药学监护计划。②每日参与医学查房，完成查房记录。查房记录应包括：重要生命体征变化、主要病情变化、诊疗方案调整情况。③每日进行药学查房。查房内容应包括：患者一般情况、是否存在药物不良反应表现（皮疹、共济失调、异常精神状态等）、输液治疗的安全性监护（滴速、避光、配伍等）。对意识清楚、可交流的患者进行访谈，了解用药依从性、药物治疗效果等情况，交代药物的服用时间及注意事项。对第一次使用气雾剂、鼻喷剂、缓控释制剂等特殊剂型药物的患者进行用药指导。④每日完成药学监护记录。内容应包括：患者基本生命体征及重要化验结果、药学监护计划执行情况、药物治疗方案调整、药师干预内容以及药学监护计划调整。⑤每日对患者将执行的医嘱进行审核，对不合理医嘱进行干预。⑥患者出院时对患者或其家属进行出院用药指导。⑦患者出院（或转出）后完成药历书写。

2. 二级药学监护

（1）具备以下情况之一的患者，可以确定并实施二级药学监护：①中度肾功能不全（30ml/min ＜肌酐清除率 ≤ 70ml/min）；②中度肝功能不全（2 倍参考值上限＜ GPT 或 GOT ≤ 5 倍参考值上限，或 2 倍参考值上限＜碱性磷酸酶（ALP）≤ 5 倍参考值上限，或 2 倍参考值上限＜ BIL ≤ 3 倍参考值上限）或 7 分＜ CTP 评分＜ 10 分；③儿童患者（＜ 18 岁）、高龄（＞ 85 岁）及妊娠患者；④既往药物过敏史、既往上消化道出血史、既往癫痫史、轻度感染、肿瘤、甲状腺危象、酮症酸中毒、凝血功能障碍、慢性心衰、慢性阻塞性肺疾病（COPD）、支气管哮喘、药物中毒患者；⑤同时应用药物超过10种或同时使用2种以上有明确相互作用药物的患者；⑥使用特殊管理级抗菌药物、氨基糖苷类抗菌药物或存在抗菌药物不良反应高危因素者（凝血功能异常、中枢神经系统损伤等）；⑦接受非强心苷类正性肌力药物、糖皮质激素、质子泵抑制剂、降脂药、抗血小板药（阿司匹林、氢氯吡格雷）、免疫抑制剂、高危药品、抗精神病药物、化疗药物治疗者；⑧接受静脉输液泵入给药、经胃管给药的患者；⑨原接受三级药学监护患者病情或用药发生变化，需进行二级监护的患者。

（2）监护要点：①医学查房，至少每周参加2次，完成查房记录。查房内容应包括：重要生命体征变化情况、主要病情变化、诊疗方案调整情况。对第一次接受气雾剂、鼻喷剂、缓控释制剂等特殊剂型药物的患者进行用药指导。②药学查房，至少每周进行2次。查房内容应包括：患者一般情况、是否存在药物不良反应的表现（皮疹、共济失调、精神状态等）、输液治疗的安全性监护（滴速、避光、配伍等）及特殊给药方式应用的合理性。对护士进行特殊给药方式用药指导。对患者或家属进行访谈，了解用药依从性、药物治疗效果等情况，交代药物的服用时间及注意事项。③当患者生命体征及生化指标发生明显变化时、药物治疗方案进行重大调整后、药师进行药学干预后完成药学监护记录并相应调整药学监护计划。④每周3次对患者在执行医嘱进行审核，对不合理医嘱进行干预。患者出院时对其进行出院用药指导。⑤选择重点患者完成药历。

3. 三级药学监护

（1）具备以下情况之一的患者，可以确定并实施三级药学监护：①病情稳定，不存在前述一、二级药学监护患者的特设情况；②药物治疗方案确定，用药品种数目不超过10种，临床上接受特殊给药方式或治疗措施且未进行上述一、二级药学监护的患者。

（2）监护要点：①患者入院后即进行药学问诊，了解患者用药情况，评估患者用药依从性；②至少每周参与医学查房1次，了解诊疗方案调整情况；③根据药学问诊情况确定患者需要的用药指导，对第一次接受气雾剂、鼻喷剂、缓控释制剂等特殊剂型药物的患者进行用药指导；④治疗方案发生变化时进行医嘱审核，对不合理医嘱进行干预；⑤患者出院时进行出院用药指导。

儿童作为特殊人群（尤其是婴幼儿）处于生长发育的重要阶段，对药物的反应性和耐受性等方面与成人有显著的差别,安全隐患也更多,因此,对儿科患者的用药过程进行有效的药学监护更为重要。

第二节 儿科药学监护的注意事项

儿科药学是药学应用于儿科医学领域的新兴分支学科,是近年来发展起来的以研究儿科用药为主的学科。儿童病种有特殊性,与成人不同。治疗方面,其用药量需要按特定的方法来计算。

一、儿童的生理及药学特点

儿童因其特有的生理解剖结构特点,体内药动学、药效学、对药物的反应性和耐受性也与成人不同,风险和安全隐患也更多,而不同年龄的儿童生理特点又存在差异。因此,如何为儿童患者提供合理的用药方案需要引起药学人员的重视。

生长发育是儿童不同于成人的最重要的特点,生长是指儿童身体各器官、系统的长大,可有相应的测量值来表示其量的变化;发育是指细胞、组织、器官的分化和功能的成熟。儿童是一个处于不断生长发育中的机体。儿童对于疾病造成的损伤的恢复能力较强,自身防护能力较弱;与成人相比,儿童个体差异、年龄差异都非常大,不宜用单一标准衡量;另外,儿童时期是心理、行为形成的基础阶段,可塑性非常强,易受各种不良因素影响而导致疾病发生和性格行为的异常,应该特别注重相关预防保健工作。

(一)解剖学特点

身体各部分比例、器官大小和位置等随年龄增长而变化。身体各部位逐渐增大,头、躯干和四肢的比例发生改变,内脏的位置也随年龄增长而不同,如肝脏右下缘位置在 3 岁前可在右肋缘下 2cm 内,3 岁后逐渐抬高,6~7 岁后在正常情况下不能触及,在体格检查时必须熟悉各年龄儿童的身体生长发育规律,才能正确判断和处理临床问题。

(二)药动学特点

各系统、器官的功能随年龄增长而成熟,因此,儿童与成人之间生理状态有明显的差异;同时,不同年龄的儿童生理条件也各自不同。

1. 代谢能力 Ⅰ相代谢酶例如细胞色素 P450 酶在儿童的发育过程中存在着明显的差异。例如,CYP3A7 在胎儿肝脏中高表达,出生后达到峰值,但在成人中几乎检测不到。CYP2E1 和 CYP2D6 在出生后几小时即可检测到，CYP3A4、CYP2C9 和 CYP2C19 则在出生后第 1 周开始出现；而 CYP1A2 则出现最晚，在出生后 1~3 个月可以检测到。CYP3A4 和 CYP3A5 的活性在出生后前 3 个月逐渐增加。Ⅱ相代谢酶也随儿童生长发育而成熟，能在不同年龄的儿童中引起不同的药效学差异。其中，葡糖苷酸基转移酶（UGT）的成熟过程较为独特。对乙酰氨基酚（UGT1A6 和 UGT1A9 的底物）的葡萄糖苷酸化作用在新生儿和幼儿中较成年人低。而吗啡（UGT2B7 的底物）的葡萄糖苷酸化作用在 24 周的婴儿中可以检测到。

2. 血浆蛋白与药物结合　白蛋白、α_1- 酸性糖蛋白、脂蛋白是最重要的循环蛋白质，在血浆中可与药物结合。这些蛋白质的浓度受到年龄、营养和疾病的影响。血清白蛋白和总蛋白浓度在婴儿期是减少的，10~12 个月可达到成人水平。体内一些其他物质如胆红素、游离脂肪酸，由于能够与药物竞争性结合血浆蛋白，故可影响药物效果。

3. 体液　与年龄较大的儿童和成人相比，前 6 个月的婴儿体内含水量及细胞外液占体重的比例高，这会影响药物在体内的分布过程。

4. 胃肠道功能　胃液 pH 由出生时 > 6 降至 1，口服药物的吸收量相比成人而言较难预料，胃肠道吸收功能差异较大。另外，胆汁酸盐转运体不成熟，导致十二指肠内胆汁少。

5. 肾脏排泄功能　肾脏功能的成熟是一个动态的过程，从胎儿时期开始，在早期婴幼儿时期完善。新生儿肾的有效血流量只有成人的 20%~40%，肾小球滤过率、肾清除率远低于成人，一些以肾排泄为主要代谢途径的药物在儿童体内的作用时间会延长。在出生后第 1 年时肾小球滤过率即可达到成人水平。

某年龄阶段的功能不成熟常是疾病发生的内在因素，如婴幼儿的代谢旺盛，营养的需求量相对较高，但是此时肠胃的消化吸收功能尚不完善，易发生消化不良。因此，熟悉掌握各年龄儿童的功能变化特点是儿科药学监护的基本要求。

（三）免疫功能特点

婴幼儿的非特异性免疫、体液免疫和细胞免疫功能尚不成熟，因此，抗感染能力较青少年和成人差，易被感染，故预防很重要。

（四）病理反应和疾病过程

人体对同一致病因素的反应随年龄而不同：儿童和成人的病理反应和疾

病过程会有相当大的差异,不同年龄的儿童之间也会存在这种差异,如由肺炎链球菌所致的肺炎,婴儿常表现为支气管肺炎,而成人和青少年则可引起大叶性肺炎病变。

(五)药效学差异

药效学研究的是药物对机体的作用及作用机制,包括药物的药理作用、作用机制和不良反应等。由于儿童生理解剖方面的特点,儿童药效学与成人药效学存在许多差异。另外,药物的药效学研究在儿科人群中开展极少。因此,儿童用药需考虑儿童药效学。

1. **药物代谢酶活性不足引起的药效学差异**　药物代谢酶活性不足引起某些药物作用或毒性增强。例如,氯霉素对新生儿的毒性(灰婴综合征)相对更强;新生儿葡萄糖醛酸酶活性不足,为不使血浆中过量的游离胆红素引起中毒,机体本身提供结合力很低的血浆蛋白与之结合,药物(例如维生素 K_1)与血浆蛋白结合强于胆红素,能将胆红素从结合部位置换出来,使血浆中游离胆红素浓度急剧增加而引起高胆红素血症。

2. **受体发育不完善引起的药效学差异**　药物分子与靶器官受体相互作用产生效应,而受体存在着发育时间规律。如胆碱能和肾上腺素能受体在胎儿体内已存在,但胎儿的药物效应有时需在胎儿出生后才显示出来,如短期内氯丙嗪的安定作用。

3. **过多的胎儿血红蛋白引起的药效学差异**　新生儿、婴幼儿体内含有过多的胎儿血红蛋白(fetal hemoglobin, HPF)。HPF 易被氧化成高铁血红蛋白,而新生儿、婴幼儿高铁血红蛋白还原酶活性低,故本身有形成高铁血红蛋白血症的倾向。使用具有氧化作用的药物如硝基化合物、对氨基水杨酸、氯丙嗪、磺胺类药物等,均可能引起高铁血红蛋白血症。

4. **神经系统发育特征引起的药效学差异**　儿童神经系统发育不健全,其胆碱能神经与肾上腺素能神经调节不平衡,血脑屏障不成熟,对各类药物表现出不同的反应,如吗啡类对新生儿、婴幼儿呼吸中枢的抑制作用特别明显,氨基糖苷类抗生素可引起第八对脑神经损伤。

5. **消化系统发育特征引起的药效学差异**　由于儿童肠道相对较长,消化面积相对较大,通透性及吸收率高。药物过量易引起毒副作用,如皮质激素易引起婴幼儿肠黏膜坏死、回肠穿孔、胃溃疡。婴幼儿发生消化功能紊乱,宜用饮食疗法、抗感染及体液疗法,不宜过早用止泻药。

6. **泌尿系统发育特征引起的药效学差异**　新生儿、婴幼儿泌尿系统不成熟,易受药物伤害,如氨基糖苷类。儿童肾脏对水、电解质平衡的调节功能差,对能影响水、电解质、酸碱平衡的药物特别敏感。

二、给药剂量计算

通常在给药后,医务工作者期望患者体内的血药浓度尽快达到并保持在治疗浓度范围内。为此,需要根据药动学参数,结合患者具体情况制定个体化的给药方案。儿科给药方案的制定更为复杂。由于儿童与成人存在明显的差异,身体发育又不够成熟,其药动学、药效学、对药物的敏感性与成人相比都有其特殊性,加上存在基因多态性,个体差异更大,儿科药物剂量以及用药间隔的选择应更为慎重。

(一)已知千克体重剂量的药物

许多儿科常用药物的儿童千克体重剂量是已知的,可以查阅得知。对这类药物剂量的计算相对简单,以千克体重剂量乘以体重即可。用量 = 儿童千克体重剂量 × 体重(kg)。使用时,体重可进行实际称量;对于实际称量不便的儿童,可根据公式对体重进行估算:①大于 1 个月且小于等于 7 个月儿童体重(kg)= 出生时体重(kg)+ 月龄 ×0.7(kg);②大于 7 个月且小于等于 1 岁儿童体重(kg)= 出生时体重(kg)+6×0.7(kg)+(月龄 –6)×0.4(kg);③1 岁及以上儿童体重:体重(kg)= 年龄(岁)×2(kg)+8(kg)。

有些药物用途或给药途径不同,千克体重剂量可能不同,应注意根据用药目的和给药途径选择相应的千克体重剂量。

(二)根据成人剂量折算千克体重剂量

新药或其他缺乏儿童千克体重剂量资料的药物,一般根据成人剂量折算。

1. 按年龄比例折算 按照年龄比例推算儿童剂量,该种方法比较粗糙,仅适用于一般药物的计算,应根据患者实际情况进行相应的调整:

儿童用量 = 成人用量 × 儿童体重 /(50~70)

2. 按体重比例折算 该方法也较粗糙,仅适用于一般药物的计算,计算结果对幼儿往往偏小,也应根据实际情况进行调整。

3. 按体表面积折算 该方法更能反映全身体液和细胞外液之间的关系,是一种较为合理的计算方法,可适用于各年龄,包括新生儿及成人的整个阶段。但体表面积计算起来比较麻烦,其前提是需要知道儿童的身高和体重。

(1)按年龄计算体表面积:用量 = 儿童体表面积(m²)× 儿童单位体表面积用药剂量,儿童体表面积(m²)=(年龄 +5)×0.07。

（2）按体重计算体表面积：儿童体表面积（m^2）= 体重（kg）× 0.035+0.1。

（3）按身高及体重计算体表面积：体表面积（m^2）=[身高（cm）× 体重（kg）]$^{-1/2}$/60（对体重 30kg 以上的儿童，体重每增加 5kg，则体表面积增加 0.1m^2）。

4. 其他 有些药物剂量适应幅度较大，可按照年龄递增，如复方甘草合剂、哌嗪等；有些药物整个儿童期都可一样，如助消化药等。

三、药物剂型与规格

（一）儿科药物制剂概述

儿童生理结构的特殊性以及生长发育的过程决定了药物在儿童体内的生物过程不同于成人。选用合适的药物剂型能增加患儿的依从性，从而达到预期的药物治疗效果。目前，部分儿童使用的药品说明书中辅料信息不完善，很多药物也没有专门针对儿童的剂型，存在一定安全隐患。而不少儿童用药使用的是成人常用剂量的规格，不仅造成浪费，更重要的是可能需要片剂分割、散剂分堆等操作，既不便捷，又可能计量不准。因此，儿童用药需要更详细地考虑药物制剂的剂型和规格。不同年龄段儿科人群的适宜给药途径及剂型如表 1-3 所示。

表 1-3 不同年龄段儿科人群用药可接受的剂型选择

给药途径	剂型	不同年龄段儿科人群的可接受程度					
		早产儿	新生儿（0~28 天）	婴儿和幼儿（28 天~3 岁）	学龄前儿童（3~6 岁）	学龄儿童（6~12 岁）	青少年（12~18 岁）
经口	溶液剂/滴剂	2	4	5	5	4	4
	乳剂/混悬剂	2	3	4	5	4	4
	泡腾剂	2	4	5	5	4	4
	散剂/颗粒剂	1	2	2	4	4	5
	普通片剂	1	1	1	3	4	5
	胶囊剂	1	1	1	2	4	5
	分散片	1	2	3	4	5	5
	咀嚼片	1	1	1	3	5	5
经鼻	溶液剂	3	4	4	4	4	4

续表

给药途径	剂型	不同年龄段儿科人群的可接受程度					
		早产儿	新生儿 （0~28天）	婴儿和幼儿 （28天~3岁）	学龄前儿童 （3~6岁）	学龄儿童 （6~12岁）	青少年 （12~18岁）
经直肠	软膏剂	2	3	3	4	4	4
	栓剂	4	5	5	4	3	2
	灌肠剂	5	4	4	3	3	2
	胶囊剂	2	3	4	4	4	3
经皮	软膏剂/凝胶剂	4	4	4	5	5	5
	液体剂	4	4	4	5	4	4
	透皮贴剂	1	2	2	4	4	5
经肠外	溶液剂/粉针剂（静脉滴注）	5	4	4	4	4	3
	溶液剂/粉针剂（肌内注射）	3	3	3	4	4	3
	溶液剂/粉针剂（皮下注射）	4	4	4	4	4	3
	溶液剂/粉针剂（泵系统）	5	4	4	4	4	3
吸入	雾化液	2	3	4	5	4	3
	定量气雾剂	1	3	4	5	4	4
	干粉	1	1	3	4	5	5
经眼	滴眼剂	3	4	4	4	5	5
	眼用乳膏剂	2	3	4	4	4	4

注：表格中的数字代表可接受程度，1表示不可接受，2表示保留接受，3表示可接受，4表示更可接受，5表示最佳选择。

资料来源：欧洲药品管理局（European Medicines Agency）发布的 *Reflection Paper*：*Formulations of Choice for the Paediatric Population*.（EMEA/CHMP/PEG/194810/2005）。

（二）几种儿科常用制剂类型

1. 口服途径

（1）咀嚼片：咀嚼片是指于口腔中咀嚼或吮服使其溶化后吞服的片剂。咀嚼片颜色和形状各异，口感和气味良好，使得这种制剂形式受到越来越多患儿的喜爱，而如何筛选更合适的矫味剂，改善咀嚼片的口感，仍然是目前开发以及推广咀嚼片所要解决的首要问题，如儿童碳酸钙 D_3 咀嚼片。

（2）口腔崩解片：口腔崩解片是指可以在无水或者少量水存在的条件下于口腔中快速崩解或溶解，并随吞咽动作进入消化道的片剂。但要注意由于口腔崩解片中的药物在口腔内溶解，因而苦涩感或刺激性味道较重的药物不宜制成该剂型。

（3）口腔速溶片：一类将其置于舌上，在唾液中能快速溶解并释放药物的载药多聚体膜剂。其溶解快、吸收快，非常适合儿童，尤其是吞咽困难的儿童。

（4）混悬剂：①干混悬剂，是指难溶性药物与适宜辅料制成粉状物或粒状物，临用时加水振摇即可形成供口服的混悬液。该种药物具有携带方便、稳定性高、服用方便和吸收快的特点，适于儿童给药。②缓释混悬剂，在胃肠道中使药物按照一定的速度释放的口服溶液剂。该种药物稳定性高，在体内可以恒定速率释放。

2. 吸入途径　对于一些特殊疾病，例如儿童支气管哮喘，在进行治疗过程中，希望能够将药物直接输入到靶部位，这样可以使儿童更好地吸收药物，减少不良反应。但是对于这类制剂，需要做好特殊设计，帮助年龄较小或协调性还不够的儿童服用。

3. 经皮给药途径

（1）贴剂：一种贴在皮肤表面，药物经皮肤吸收进入全身血液循环并达到有效血药浓度，可在全身起效的制剂。

（2）微针：微针的针头非常微小，可明显降低神经系统的疼痛感，甚至可能出现无痛现象，且其刺激小、不流血。

4. 经黏膜给药途径

（1）直肠栓剂：这是通过肛门将药物送入结肠末端，使药物经肠黏膜吸收进入血液循环，在全身发挥药物疗效的药物制剂，具有生物利用度高、不经肝脏首关效应、全身起效等优点。

（2）口腔黏膜贴剂：能使药物经过口腔黏膜吸收，直接进入体循环的一种药物制剂。其优点是给药方便、不经肝脏的首关效应,且人体口腔内毛细血管丰富,口腔中酶种类少、活性低,有利于药物的快速吸收且不被破坏。

第三节 个体化用药与个体化药学监护

一、个体化用药

个体化用药(也称药物治疗个体化),是借助现有的检测技术,通过询问病史、临床诊断和分析患者的生理、病理特征,确定影响药物作用的因素,并参考相关用药指南,必要时结合治疗药物监测和药物基因组学检测结果,对患者的治疗方案进行调整,对特定患者和特定疾病进行正确诊断,在正确的时间给予正确的药物并使用正确的剂量,从而达到个体化精确治疗的目的。

个体化用药的内容主要包括以下几个方面:治疗药物监测,药物基因组学,定量药理学等。

(一)治疗药物监测

1. 概念 治疗药物监测(therapeutic drug monitoring,TDM)是指在临床用药过程中,采集患者样本,测定相应药物的浓度,以药动学和药效学为理论指导,探讨药物在体内的过程,评估疗效并提供给药方案,以便达到药物个体化治疗的目的,使用药更加安全、合理和有效。

需要进行 TDM 的药物及患者情况主要包括:有效血药浓度范围窄的药物;具有非线性药动学过程的药物;联合用药产生相互作用;遗传因素导致药动学个体差异;药物中毒症状和疾病本身症状相似;毒性较大的药物;肝功能异常者使用经肝脏消除的药物;肾功能异常者使用经肾消除的药物;同一剂量下血药浓度差异大的药物等。

2. 儿科 TDM 流程 临床实施药物治疗时,针对儿童的临床状况,临床医师和药师需要确定是否进行 TDM,整体一般流程如图 1-2 所示。

(二)药物基因组学

药物基因组学研究的主要任务是研究人类全基因组中所有基因结构、表达、功能等改变对药物反应的影响,主要包括药物代谢酶基因多态性、药物转运体基因多态性、药物作用靶点基因多态性等。

1. 药物代谢酶基因多态性与个体化用药 药物在体内的代谢可分为 2 个时相和 4 个类型,Ⅰ相包括氧化、还原和水解反应,Ⅱ相包括结合反应。Ⅰ相代谢过程中的药物代谢酶主要是 CYP 家族,其分布于全身各组织,肝脏中含量最多。研究表明,人类 CYP 的人群分布特征具有高度基因多态性,具有明显的种族和地域分布差异,遗传多态性包括单核苷酸多态性(single nucleotide polymorphism,SNP)、缺失、重复等。Ⅱ相药物代谢酶在结合反应中发挥作用,药物中的极性基团与体内的不同化学成分共价结合,从而生成极性大、易溶于水的结合物排出体外,这些化学成分主要包括葡糖醛酸、硫酸、谷胱甘肽等。而相应的代谢酶包括葡糖苷酸基转移酶、谷胱甘肽 S- 转移酶、硫嘌呤甲基转移酶、N- 乙酰基转移酶等。对于儿科患者,其药物代谢酶的成熟程度随着时间变化。例如,对于Ⅰ相代谢酶,即 CYP 家族具有不同的成熟速率。在某些年龄段,某些酶的活性可能是成年人相同酶活性的两倍,而另一些酶可能只有成人活性的一半。

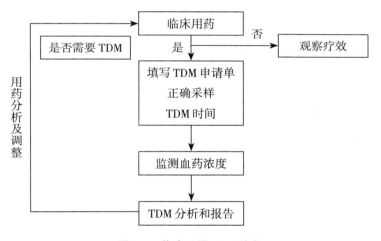

图 1-2 临床开展 TDM 流程

2. 药物转运体基因多态性与个体化用药 药物转运体是影响药物在体内吸收、分布和排泄的重要蛋白,因此,影响药物转运体功能的因素都能导致药物的药动学出现变化,从而影响疗效。一般可将药物转运体分为两大类,即三磷酸腺苷结合盒转运体(ABC 转运体)超家族和溶质转运蛋白(SLC)超家族。ABCB 和 ABCC 亚家族是 ABC 转运体中参与人体药物转运的主要亚家族。其中,$ABCB_1$ 和 $ABCC_7$ 的基因型不同,可能对药物的临床疗效产生不同的效果。SLC 也是一类超家族,其分类复杂,转运底物众多,包括氨基酸、葡萄糖、维生素等内源性物质和多种药物等外源性物质,包括 $SLCO_1B_1$ 和 OCT_2

等。$SLCO_1B_1$ 基因的多态性可能影响他汀类药物的血药浓度，影响其毒副作用。OCT_2 由 $SLC_{22}A_2$ 基因编码，主要分布于近端肾小管细胞，负责将阳离子底物从血液中摄入肾上皮细胞，是肾脏排泄毒物的主要转运体，相应的基因多态性是影响二甲双胍疗效的一个独立决定因素。

3. 药物作用靶点基因多态性与个体化用药　受体是能够特异性与内源性或者外源性生物活性物质结合，启动下游生理或药理反应的生物大分子，与之结合的物质称为配体。药物受体和靶点也存在着基因多态性，相关的突变可以影响受体功能，影响药物的疗效，包括表皮生长因子受体（EGFR）、c-kit 受体、BRAF 蛋白等。

有些基因多态性并不是发生在与药物代谢和药物效应相关的通路上，也能对药物反应个体差异产生重要的影响。常见的是人类白细胞抗原（human leukocyte antigen, HLA）基因型引起的罕见药物不良反应。

（三）定量药理学

定量药理学又称为数学药理学，是通过药动学、药效学、统计学等研究方法建模并计算，用参数精准表达和预测药理学作用及其作用特点的学科，包括了药动学模型、药效学模型、药效学 - 生物标志物 - 临床疗效衔接模型，以及统计学、随机模拟和电脑编程等众多学科。利用定量药理学研究将多个模型整合在一起，则可形成群体药动学（population pharmacokinetics, PPK）模型。目前，国内的 PPK 模型研究仍处于起步阶段，从事 PPK 模型分析的研究者及研究机构仍然有限，在制定临床个体化给药方案方面仍有待推进。此外，PPK 模型还可用于预测患者的血药浓度变化，进而实现个体化给药。而在特殊群体中，PPK 模型方法主要对麻醉药、抗生素、中枢神经系统药物进行考察。对于儿童而言，抗生素和中枢神经系统药物治疗窗窄，给药时间和剂量都需要进行调整，因此，血药浓度的控制是有必要的。

定量药理学在药物研发和审评中的作用已得到公认，然而，其在儿童临床实践中的应用还较少，其核心问题是如何将复杂的模型转变为易于使用的工具，并将其整合到个体化治疗的临床实践过程中。例如，万古霉素主要由肾小球滤过排出体外。影响万古霉素消除的主要因素包括患儿的年龄、体重、肾脏的发育和功能等。这些生长发育因素在新生儿阶段往往高度相关。利用定量药理学模型评价的过程可包括如下步骤：建立基础模型，协变量分析，模型验证以及临床试验模拟与个体化治疗方案的制定。

定量药理学为儿童药物的开发和合理应用提供了一个重要工具，群体

PK/PD 理论、异速比例、稀疏取样、临床试验模拟等不仅使儿童临床试验成为可能,而且能够优化试验设计、提高试验成功率,在逐步摸索出中国自己的、卓有成效的、保护儿童健康的医药开发模式和合理用药的理论体系过程中发挥着作用。

二、个体化药学监护

药学监护经历了"以药物为中心"向"以患者为中心"的发展过程。患者的个体化药学监护计划是在每次患者就诊后从记录文档系统生成的,能够体现患者的药物治疗变化情况。一方面,个体监护计划能够为患者提供有关其用药、疾病和个人健康等所有信息的总结,也为其提供记录问题、观察结果或与药物治疗结局相关结论的平台;另一方面,医师、药师或其他医疗人员可以共享这些信息,并且据此进行讨论。患者个体化药学监护计划可参考表1-4。

表 1-4 患者个体化药学监护计划

姓名		年龄		性别	
体重 /kg		身长 /cm		肝、肾功能	
药物相关需求		药物过敏史		不良反应	
全部治疗药物的汇总					
适应证或病症		用药	用药说明		处方来源
每种治疗药物的信息和使用说明					
药物	治疗目标		如何服药	常见副作用	随访的监控要点
药物基因组学检测结果					
个体化给药推荐方案					
新的顾虑 / 疑问 / 预期:					
药师签名			填写日期		

个体化药学监护计划的内容总体而言,应当包括:①提供用药汇总记录;②治疗应该出现的结果(治疗目标和随访检查要点);③可能会发生的情况(常见的不良反应);④随访的监控(患者与药师随访面谈监测治疗的日期);⑤记录患者在下次复诊期间与药师或医师讨论的顾虑或疑问。

随着国内医疗机构陆续地开展治疗药物浓度监测,药物基因组学、定量药理学研究、个体化药学监护的发展将会迎来新的机遇。药师与其他临床医务人员之间密切深入的相互配合,共同参与患儿疾病的治疗,及时发现、解决和预防现实或潜在的药物治疗问题,有利于进一步提升我国儿童的健康水平和生活质量。

(王广飞 李智平 翟晓文 徐 虹)

参 考 文 献

[1] 王卫平. 儿科学. 8 版. 北京: 人民卫生出版社, 2013.

[2] 中华医学会儿科学分会临床药理学组. 儿童治疗性药物监测专家共识. 中华儿科杂志, 2015, 53(9): 650-659.

[3] 郝国祥, 郑义, JACQZ-AIGRAIN E, 等. 定量药理学在儿科临床个体化治疗中的应用. 中华儿科杂志, 2015, 53(9): 647-649.

第二章 儿科感染性疾病药物治疗的药学监护

第一节 肺 炎

一、疾病简介

肺炎(pneumonia)系由各种病原体感染或其他因素所引起的肺部炎症。主要临床表现为发热、咳嗽、呼吸困难和肺部固定性中、细湿啰音。重症患者可累及循环、神经及消化系统等而出现相应的并发症,如心力衰竭、缺氧中毒性脑病及缺氧中毒性肠麻痹等。

肺炎是儿童尤其是婴幼儿常见的重大疾病,也是我国5岁以下儿童死亡的主要原因之一,严重威胁儿童的健康,被我国卫生行政管理部门列为"儿童四病"(佝偻病、营养缺乏性贫血、肺炎和腹泻)之一。可依据病理、病因、病程、病情等对其进行分类。临床上如果病原体明确,通常按病因分类,这样有助于指导治疗,否则按病理或者其他方法分类。

(一)肺炎的分类

1. 病理分类 可分为支气管肺炎、大叶性肺炎、间质性肺炎等,其中以支气管肺炎最为多见。

2. 病因分类 可分为感染性肺炎和非感染性病因引起的肺炎。

(1)感染性肺炎:包括病毒性肺炎、细菌性肺炎、支原体肺炎、衣原体肺炎、真菌性肺炎、原虫性肺炎等。其中,病毒性肺炎最常见的病原体为呼吸道合胞病毒,细菌性肺炎最常见病原体为肺炎链球菌。

(2)非感染性病因引起的肺炎:包括吸入性肺炎、坠积性肺炎、嗜酸性粒细胞性肺炎(过敏性肺炎)等。

3. 病程分类 大部分肺炎为急性过程。

(1)急性肺炎:病程在1个月以内。

（2）迁延性肺炎：病程在 1~3 个月者，伴有营养不良、免疫缺陷，病程常迁延。

（3）慢性肺炎：病程超过 3 个月。

4. 病情分类

（1）轻症：除呼吸系统外，其他系统仅轻微受累，无全身中毒症状。

（2）重症：除呼吸系统出现呼吸衰竭外，其他系统亦严重受累，可有酸碱平衡失调，水、电解质紊乱，全身中毒症状明显，甚至危及生命。

5. 临床表现分类

（1）典型肺炎：肺炎链球菌、金黄色葡萄球菌、肺炎克雷伯菌、流感嗜血杆菌、卡他莫拉菌、大肠埃希菌等引起的肺炎。

（2）非典型肺炎：支原体、衣原体、嗜肺军团菌、某些病毒（如汉坦病毒）等引起的肺炎。

6. 肺炎发生的地点分类　可分为社区获得性肺炎（community acquired pneumonia, CAP）和医院获得性肺炎（hospital acquired pneumonia, HAP），两者可统称为临床肺炎，临床各种征象基本类同，包括症状、体征、病情轻重分度、病程分类等。我国儿童肺炎绝大部分为 CAP，CAP 中的重症难治性支原体肺炎和腺病毒肺炎等遗留的气道闭塞，是造成儿童患慢性气道疾病、影响生命质量的重要原因。

（1）社区获得性肺炎：指原本健康的儿童在医院外获得的感染性肺炎，包括感染了具有明确潜伏期的病原体而入院后潜伏期内发病的肺炎。

（2）医院获得性肺炎：又称医院内肺炎，是指患儿入院时不存在、也不处于潜伏期而在入院 ≥ 48 小时发生的感染性肺炎，包括在医院感染而于出院 48 小时内发生的肺炎。广义的 HAP 包括呼吸机相关肺炎（ventilator associated pneumonia, VAP），它是指气管内插管 48 小时以上发生的肺炎，如果原本已患 HAP、病情加重需要接受气管内插管者不属于 VAP 范畴，但治疗方案应与 VAP 相同。

（二）儿童社区获得性肺炎

1. 儿童社区获得性肺炎诊疗思路　诊疗流程图见图 2-1。

（1）确定是否为感染性肺炎：在诊断感染性肺炎之前以及治疗反应不佳时，需要除外非感染性肺部疾病和气道疾病等。

（2）判断病情轻重和重症高危因素：重症肺炎病死率高，应在首诊和整个治疗过程中动态评估病情轻重和重症高危因素，以及时优先处理重症病例。

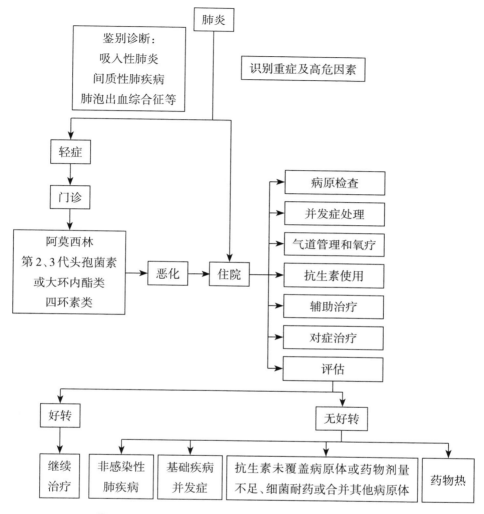

图2-1　儿童(29天~18岁)社区获得性肺炎诊疗流程图

（3）经验性治疗：初始合理的经验性治疗对于降低病死率和减少后遗症的发生至关重要，应根据年龄、发病季节、流行病学、临床和影像学表现、病情严重度、有无基础疾病以及实验室检查结果等分析可能的病原，制定合理的治疗方案。

（4）目标治疗：一旦病原体明确，应及时调整为目标治疗，以降低病死率、减少后遗症的发生、减少抗菌药物不合理使用、降低医疗费用。

2. 儿童社区获得性肺炎病原诊断　年龄是儿童 CAP 病原诊断最好的提示，不同年龄组 CAP 病原情况参见表2-1。

表 2-1　不同年龄儿童社区获得性肺炎的病原情况

年龄组	常见病原	
	细菌	病毒
＞28 天且≤3 个月	肺炎链球菌 肺炎克雷伯菌 金黄色葡萄球菌 沙眼衣原体	呼吸道合胞病毒 副流感病毒Ⅰ、Ⅱ、Ⅲ型
＞3 个月且≤5 岁	肺炎链球菌 流感嗜血杆菌 （b 型　不定型） 卡他莫拉菌 金黄色葡萄球菌 肺炎支原体	呼吸道合胞病毒 腺病毒 副流感病毒Ⅰ、Ⅱ、Ⅲ型 流感病毒 A、B 型
＞5 岁且≤15 岁	肺炎链球菌 肺炎支原体	流感病毒 A、B 型

（三）儿童医院获得性肺炎

1. 医院获得性肺炎临床确诊　入院≥48 小时患儿，胸片显示新发或加重的肺部浸润影（无法用其他原因解释），咳脓痰或气管内有脓性分泌物，并具有下列任意一项者：①肺支气管肺泡灌洗液（bronchoalveolar lavage fluid，BALF）或防污染毛刷采样定性培养阳性；②入院≥48 小时，下呼吸道分泌物培养和血培养均阳性，且为同一病原体；③胸水和下呼吸道分泌物培养出同一病原体。

2. 临床诊断呼吸机相关肺炎依据　①气管插管机械通气 48 小时以上，直至撤机拔管后 48 小时以内发病者；②临床表现；③微生物检测；④胸片检查。不同年龄和特殊病原的患儿，诊断标准有一定差别。

3. 主要病原情况　儿童 HAP 和 VAP 的主要病原菌有革兰氏阴性杆菌，包括肺炎克雷伯菌、大肠埃希菌、铜绿假单胞菌、不动杆菌属细菌尤其是鲍曼不动杆菌；革兰氏阳性球菌，如葡萄球菌属的金黄色葡萄球菌、凝固酶阴性葡萄球菌、肠球菌属的粪肠球菌和屎肠球菌以及肺炎链球菌等，真菌感染在 HAP 和 VAP 中占有一定比例。病毒和非典型微生物多是混合感染的病原体之一。

二、药学监护相关的症状、体征与检查指标

（一）症状

1. 社区获得性肺炎　发热、咳嗽、喘息是 CAP 最常见的症状，病毒性肺炎常出现喘息。年长儿可有胸痛，咯血少见。小于 2 个月的婴儿可无发热，表现为吐沫、屏气（呼吸暂停）或呛咳。持续发热伴咳嗽超过 3~5 天，应警惕肺炎的可能。

2. 医院获得性肺炎　HAP 患儿多有基础疾病史、相对住院时间较长、症状体征较复杂、并发症和合并症发生概率高以及病原菌耐药率高，以致病程延长和临床征象多变等。HAP 的临床征象可以概括为呼吸系统征象和呼吸系统之外的征象，严重者可以伴有急性肺水肿、休克、脑水肿、脑病乃至多器官功能障碍综合征（multiple organ dysfunction syndrome，MODS）等。

3. 并发症

（1）肺内并发症：胸腔积液或脓胸、气胸、肺脓肿、坏死性肺炎、支气管胸膜瘘、急性呼吸窘迫综合征（acute respiratory distress syndrome，ARDS）以及急性呼吸衰竭等。

（2）肺外并发症：脓毒症、脓毒症休克、迁延性病灶（心包炎、心内膜炎、脑膜炎、脑脓肿、脓毒症性关节炎、骨髓炎）、病毒性脑病、溶血性尿毒症综合征等。

（二）体征

呼吸增快和湿啰音提示肺炎。呼吸频率（respiratory rate，RR）增快标准：平静时观察 1 分钟，小于 2 个月，≥ 60 次 /min；2 个月 ~1 岁，≥ 50 次 /min；1~5 岁，≥ 40 次 /min；5 岁及以上，≥ 30 次 /min。随着病情加重，出现呼吸浅快、胸壁吸气性凹陷、鼻翼扇动、三凹征、呻吟和发绀，可有烦躁、萎靡、嗜睡、拒食等表现。

（三）影像学指标

1. 胸片

（1）对于 CAP，一般状况良好的门诊患儿可不进行胸片检查，对改善预后无明显影响，当病情严重或考虑有并发症或临床表现不典型者，需早期行胸片检查。

（2）胸片检查出现新的阴影或原有的阴影增大是 HAP 的特征性表现，需连续监测胸片的变化。但并不是所有 HAP 患儿均出现胸片变化，如粒细胞

缺乏、严重脱水患儿并发 HAP 时胸片检查可以阴性,卡氏肺孢子虫肺炎有 10%~20% 患儿胸片检查完全正常。为提高影像学结果的准确性,对没有插管的患儿均应进行正侧位胸片检查,必要时可进行胸部 CT 检查。

2. CT　不推荐常规行胸部 CT 检查,有以下情况时建议行低剂量胸部 CT 检查:临床表现与胸片不一致;怀疑气道和肺部畸形、有严重并发症等情况时;疗效不佳,需要除外其他疾病如间质性肺疾病、肺结核等。一般无须进行增强 CT 检查,当临床疑诊血管畸形、肺部畸形、肿瘤或评价严重并发症等时,建议直接进行胸部增强 CT 扫描。

(四)病原学检查

1. 细菌学检查　血液和胸水细菌培养是明确是否为细菌性肺炎的依据,合并胸水的患儿应抽取胸水进行细菌涂片检查与培养;痰涂片和培养有一定的参考价值,是目前临床最常用的方法,如有优势菌生长可考虑为致病菌;支气管肺泡灌洗液细菌培养是明确细菌性肺炎的重要依据,因是有创性检查方法,不推荐用于所有肺炎的病原检查,对于常规治疗无效的肺炎、非常见的重症肺炎、免疫功能低下等患儿可进行支气管肺泡灌洗液细菌培养;不推荐咽拭子或鼻咽吸出物细菌培养作为细菌性肺炎的诊断依据。

2. 病毒学检查　鼻咽分泌物病毒抗原检测是目前临床最常用的可靠方法,可用于早期快速病原诊断;鼻咽分泌物病毒核酸检测可用于早期诊断;病毒特异免疫球蛋白 M(IgM)的测定可作为病毒感染快速诊断的参考方法。

3. 肺炎支原体检查　①血清学检查:急性期和恢复期双份血清特异性免疫球蛋白 G(IgG)抗体检测;血清特异性免疫球蛋白 M(IgM)抗体检测。②肺炎支原体 DNA 或 RNA(PCR)检测:可采集咽拭子或支气管肺泡灌洗液标本进行早期诊断。

(五)实验室检查

1. 外周血白细胞数和中性粒细胞比例　升高常提示细菌性肺炎,特别是革兰氏阳性球菌肺炎,是初步鉴别细菌感染以及判断病情轻重的最基本指标。

2. C 反应蛋白　C 反应蛋白(C-reactive protein, CRP)起病 1~3 天内升高常提示细菌性肺炎,升高程度与感染严重度密切相关,有效治疗后可下降,是鉴别细菌感染、判断病情轻重以及评估治疗反应最常用的指标。

3. 降钙素原　降钙素原(PCT)升高是判断细菌性肺炎以及是否合并脓毒症的很好指标,但仍有其局限性,轻度细菌感染者可正常。

三、药物治疗方案和药物选择

（一）治疗原则

1. 轻症肺炎　一般无须住院，可不进行病原体检查。

2. 病毒性肺炎　轻症或发病初期无细菌感染指征者，应避免使用抗菌药物。

3. 重症肺炎　在抗菌药物应用之前，尽早行病原学检查以指导目标治疗。

4. 抗菌药物使用　以安全有效为原则；根据药动学、药效学、组织部位浓度以及副作用等选择；重症肺炎应用抗菌药物时剂量可适当加大，有条件可测定血药浓度。

5. 防止院内感染　除流感病毒肺炎外，腺病毒肺炎、呼吸道合胞病毒肺炎也可在病房传播，应注意病房隔离和消毒，实施手卫生等措施，避免院内感染。

（二）儿童社区获得性肺炎的治疗方案及药物选择

应根据年龄、发病季节、流行病学、临床和影像学表现特点、病情严重度、有无基础疾病以及实验室检查等综合分析可能的病原，重点是及早经验性识别出潜在的重症细菌性肺炎、重症难治性支原体肺炎、腺病毒肺炎以及流感病毒肺炎等，实施针对性经验治疗，以降低病死率和减少后遗症。同时应尽早行病原学检查，以指导目标治疗。

1. 对症药物治疗　根据需要进行退热、祛痰、平喘等对症治疗。

2. 辅助药物治疗

（1）糖皮质激素：不推荐常规使用。存在下列情况之一者可考虑短期应用：重症难治性支原体肺炎、重症腺病毒肺炎等；难治性脓毒症休克、病毒性脑病、急性呼吸窘迫综合征；哮喘或有喘息。

（2）丙种球蛋白：不推荐常规使用。存在下列情况之一者可考虑应用：部分重症细菌性肺炎，如社区获得性耐甲氧西林金黄色葡萄球菌（CA-MRSA）肺炎；支原体肺炎并发多形性渗出性红斑、脑炎等肺外表现；免疫缺陷病，尤其是丙种球蛋白减少或缺乏；重症腺病毒肺炎等。

3. 针对不同病原体的抗感染治疗

（1）肺炎链球菌（SP）：青霉素敏感肺炎链球菌（PSSP）首选青霉素或阿莫西林；青霉素中介肺炎链球菌（penicillin-intermediate streptococcus pneumonia, PISP）仍可以选用青霉素，但剂量需要加大，或阿莫西林，第1、2代头孢菌素，备选头孢曲松、头孢噻肟；对于青霉素耐药肺炎链球菌（PRSP）或有肺大叶实变、坏死性肺炎、肺脓肿的患儿,首选头孢曲松、头孢噻肟,备选万古霉素或利奈唑胺。

（2）金黄色葡萄球菌（SA）：甲氧西林敏感金黄色葡萄球菌（MSSA）首选苯唑西林或氯唑西林,备选第1、2代头孢菌素。CA-MRSA首选万古霉素,或替考拉宁、利奈唑胺或联合夫西地酸。

（3）流感嗜血杆菌：首选阿莫西林/克拉维酸、氨苄西林/舒巴坦或阿莫西林/舒巴坦,对氨苄西林耐药时可以选用头孢呋辛或头孢曲松等,或新一代大环内酯类抗菌药物,如阿奇霉素、克拉霉素等。

（4）肠杆菌科细菌

1）大肠埃希菌（*E. coli*）：首选第3代或第4代头孢菌素、哌拉西林、头孢哌酮/舒巴坦、头霉素类或哌拉西林/他唑巴坦；产ESBLs菌轻、中度感染者首选头孢哌酮/舒巴坦、哌拉西林/他唑巴坦。重症感染或其他抗菌药物治疗,疗效不佳时选用厄他培南、亚胺培南、美罗培南,若对亚胺培南或美罗培南耐药,可根据药敏选择β-内酰胺类以外抗菌药物。产AmpC酶细菌的感染者可首选头孢吡肟,备选亚胺培南、美罗培南和帕尼培南。

2）肺炎克雷伯菌（KP）：同大肠埃希菌。目前在儿科,肺炎克雷伯菌对碳青霉烯类抗菌药物耐药率明显高于大肠埃希菌,可根据药敏,选择β-内酰胺类以外抗菌药物,并需要联合抗菌药物治疗。

（5）肺炎支原体（MP）

1）大环内酯类抗菌药物：大环内酯类抗菌药物包括第1代红霉素,第2代阿奇霉素、克拉霉素、罗红霉素。首选阿奇霉素,轻症3天为1个疗程,重症可连用5~7天,2~3天后可重复第2个疗程；但婴儿使用阿奇霉素尤其是静脉制剂要慎重。停药依据临床症状、影像学表现以及炎性指标决定,不宜以肺部实变完全吸收、抗体阴性或MP-DNA转阴作为停药指征。

2）非大环内酯类抗菌药物：四环素类、氟喹诺酮类药物对MP有强大抑菌活性与临床疗效。四环素类包括多西环素、米诺环素等,因可能导致牙齿发黄或牙釉质发育不良等,仅应用于8岁以上患儿。氟喹诺酮类抗菌药物可用于已经明确的重症难治性支原体肺炎,因可能对骨骼发育产生不良影响,18岁以下儿童使用受到限制,使用此类药物应进行风险/利益分析。

（6）衣原体：首选大环内酯类抗菌药物,如红霉素、罗红霉素、阿奇霉素、克拉霉素等。

（7）嗜肺军团菌：早期应用红霉素,疗程至少3周；或者阿奇霉素、左氧氟沙星。应用氟喹诺酮类抗菌药物应进行风险 / 利益分析。

（8）腺病毒：目前尚无特效抗病毒药物。对于重症腺病毒感染，可应用激素及丙种球蛋白等治疗。

（9）流感病毒：发病 48 小时内早期应用神经氨酸酶抑制剂奥司他韦口服，可有效治疗流感病毒肺炎；重症病例不能口服药物者可静脉滴注帕拉米韦。

（三）儿童医院获得性肺炎的治疗方案及药物选择

1. 一般治疗和对症治疗　一般治疗可以参考儿童 CAP 治疗方案，此处不再赘述。HAP 尤其 VAP 患儿病情重，多存在危险因素，多混合病原感染，病原菌常多重耐药，除积极抗感染治疗外，支持治疗是非常重要的，以维持机体良好的基础状态。

（1）营养支持治疗：①对危重患儿进行营养支持要求安全第一，营养支持只有在生命体征稳定的情况下才能进行；②早期营养支持有助于改善临床结局，所谓早期是指进入 ICU 后 24~72 小时就可开始；③首选肠内营养（enteral nutrition，EN）支持，肠内营养支持首选经胃途径。

（2）静脉注射免疫球蛋白（IVIg）治疗：大剂量 IVIg 具有抗感染功能，能迅速提高患儿血清 IgG 水平，增强机体抗感染能力。HAP/VAP 的危重患儿可短期应用。

（3）糖皮质激素治疗：不主张常规使用糖皮质激素，仅限于中毒症状明显、伴发中毒性脑病、休克、脓毒症、急性肺损伤或严重全身炎症反应综合征等患儿可短期使用糖皮质激素。不提倡大剂量糖皮质激素冲击治疗。

2. 抗菌药物的目标治疗　一旦明确病原微生物，即应开始针对性强的病原治疗，详见表 2-2。

表 2-2　病原微生物明确的 HAP/VAP 抗菌药物选择

病原微生物	抗菌药物
1. 肺炎链球菌（SP）	
青霉素敏感 SP	首选青霉素
青霉素中介 SP	首选青霉素，剂量加大；或阿莫西林、氨苄西林
青霉素耐药 SP 和多重耐药 SP	首选头孢曲松、头孢噻肟。备选万古霉素、利奈唑胺
2. 流感嗜血杆菌、卡他莫拉菌	首选阿莫西林 / 克拉维酸、氨苄西林 / 舒巴坦，备选头孢呋辛、头孢曲松、头孢噻肟

续表

病原微生物	抗菌药物
3. 葡萄球菌	
MSSA	首选苯唑西林、氯唑西林,备选第 1 代或第 2 代头孢菌素
MRSA	首选万古霉素、利奈唑胺、替考拉宁
4. 铜绿假单胞菌	强调联合治疗:头孢菌素类或碳青霉烯类 ± 氨基糖苷类或氟喹诺酮类;可选择头孢他啶、头孢吡肟、亚胺培南、美罗培南、哌拉西林 / 他唑巴坦、头孢哌酮 / 舒巴坦等,以及氟喹诺酮类
5. 肠杆菌科细菌(大肠埃希菌、肺炎克雷伯菌、变形杆菌等)	
不产 ESBLs 菌	首选头孢他啶、头孢吡肟、头孢哌酮、替卡西林 / 克拉维酸、哌拉西林 / 三唑巴坦等
产 ESBLs 菌	首选碳青霉烯类、替加环素、多黏菌素 B
6. 厌氧菌	首选氨苄西林 / 舒巴坦、阿莫西林 / 克拉维酸,备选甲硝唑、奥硝唑
7. 不动杆菌属	首选头孢哌酮 / 舒巴坦、氨苄西林 / 舒巴坦、替加环素,备选亚胺培南、美罗培南、多黏菌素
8. 真菌	
念珠菌、隐球菌、组织胞浆菌	首选氟康唑、两性霉素 B,备选伊曲康唑、卡泊芬净、伏立康唑
曲霉菌	首选伏立康唑、伊曲康唑、卡泊芬净
接合菌	首选两性霉素 B
孢子菌	首选复方磺胺甲基异噁唑
9. 产碳青霉烯酶细菌	首选替加环素,备选多黏菌素
10. 非典型微生物	首选大环内酯类抗菌药物,如红霉素、阿奇霉素、克拉霉素、罗红霉素等

（四）常用抗菌药物应用

1. 常见抗菌药物剂量、给药途径及用药次数　轻中度肺炎患儿，可口服抗菌药物治疗，对重症肺炎或因呕吐等致口服难以吸收者，可考虑胃肠道外抗菌药物疗法。要注意抗菌药物血清浓度和感染组织部位浓度，除头孢曲松半衰期达 6~9 小时、可每日 1 次用药外，其余 β- 内酰胺类抗菌药物的半衰期均仅 1~2 小时，必须每 6~8 小时用药 1 次。详见表 2-3。

表 2-3　儿童 CAP 常用抗菌药物的剂量和用法

抗微生物药物	剂量 /[mg/(kg · 次)] 及给药间隔	最大剂量 /(g/ 次)	给药途径
青霉素类			
青霉素	2.5 万 ~5 万 U/(kg · 次)，q6h. 大剂量 5 万 ~10 万 U/(kg · 次)，q6h.		肌内注射或静脉滴注
青霉素 V	8~12，q6h.~q8h.		口服
氨苄西林	常用剂量：15~25，q6h.~q8h. 大剂量：50~75，q6h.~q8h.	2	口服或肌内注射或静脉滴注
阿莫西林	常用剂量：10~15，q6h.~q8h. 大剂量：25~30，q6h.~q8h.	2	口服
羧苄西林	25~50，q6h.~q8h.	2	肌内注射或静脉滴注
美洛西林	75，q6h.~q8h.	3	肌内注射或静脉滴注
哌拉西林	25~50，q6h.~q8h.	2	肌内注射或静脉滴注
苯唑西林	25~50，q6h.~q8h.	2	静脉滴注
氯唑西林	12.5~25，q6h.~q8h.	2	静脉滴注
氨苄西林钠 /舒巴坦钠	(25/12.5)~(75/37.5)，q6h.~q8h.	1/0.5	静脉滴注
阿莫西林克拉维酸钾	(20/2.85)~(30/4.29)，q8h. (25/5)，q6h.~q8h.	1/0.143 1/0.2	口服 静脉滴注

抗微生物药物	剂量 /[mg/（kg · 次）]及给药间隔	最大剂量/（g/次）	给药途径
替卡西林钠 / 克拉维酸钾	（50/3.34）~（75/5），q6h.~q8h. （30/1）~（50/1.75），q6h.~q8h.	3/0.2 3/0.1	静脉滴注
哌拉西林钠 / 他唑巴坦钠	大于 9 个月 100/12.5，q8h. 2~9 个月 80/10，q8h.	4/0.5	静脉滴注
阿莫西林舒 巴坦	按阿莫西林计算：30，q6h.~q8h.		肌内注射或静 脉滴注
头孢菌素类			
头孢拉定	6.25~12.5，q6h. 12.5~25，q6h.~q8h.	1 1	口服 肌内注射或静 脉滴注
头孢唑林	15~25，q6h.~q8h.	1	肌内注射或静 脉滴注
头孢羟氨苄	15~25，q12h.	1	口服
头孢克洛	10~15，q8h.	0.5	口服
头孢丙烯	7.5~15，q12h.	0.5	口服
头孢地尼	3~6，q8h.	0.2	口服
头孢呋辛	10~15，q12h. 15~25，q6h.~q8h.	0.75 1	口服或肌内注 射或静脉滴注
头孢曲松	40~80，q.d.	2	肌内注射或静 脉滴注
头孢噻肟	50，q8h.	2	静脉滴注
头孢哌酮	15~50，q8h.	2	肌内注射或静 脉滴注
头孢他啶	15~50，q8h.	2	肌内注射或静 脉滴注
头孢哌酮 / 舒巴坦	常用剂量：（15/7.5）~（30/15），q6h.~ q12h. 大剂量：（40/20）~（80/40），q6h.~q12h.	舒巴坦不超过 80mg/（kg · d）	静脉滴注

抗微生物药物	剂量 /[mg/（kg·次）] 及给药间隔	最大剂量/（g/次）	给药途径
头孢吡肟	30~50，q8h.~q12h.	1.5	肌内注射或静脉滴注
大环内酯类			
红霉素	10~15，q8h. 10~15，q12h.	0.5	口服 静脉滴注
罗红霉素	2.5~5，q12h.	0.15	口服
阿奇霉素	10，q.d.，连用 3 天	0.5	口服
克拉霉素	7.5，q12h.	0.5	口服
其他			
多西环素	第 1 天 2.2，q12h.；≥第 2 天 2.2~4.4，q.d.；8 岁以上可用	0.1	口服
万古霉素	10，q6h. 或 20，q12h.	0.5	静脉滴注
利奈唑胺	10，q8h.	0.6	口服或静脉滴注
利福平	10~20，q.d.	0.3	口服
氨曲南	30，q6h.~q8h.	0.5	肌内注射或静脉滴注
厄他培南	15，q12h.	1	静脉滴注
亚胺培南	15~25，q6h.	0.5	静脉滴注
美罗培南	10~20，q8h.	0.5	静脉滴注
帕尼培南	轻症感染：10~20，q8h. 重症或难治性感染：25~30，q6h.~q8h.	0.5	静脉滴注
克林霉素	10，q8h.~q12h.	0.45	口服或静脉滴注
甲硝唑	12.5，q12h. 首剂 15，继之 7.5，q6h.~q8h.	0.5 1	口服 静脉滴注

2. 抗菌药物治疗疗程

（1）儿童社区获得性肺炎疗程推荐：门诊患儿治疗的疗程一般为 5~7 天。非侵袭性 SP 肺炎总疗程 7~10 天，流感嗜血杆菌肺炎、MSSA 肺炎总疗程 14 天左右，侵袭性或坏死性 SP 肺炎、坏死性 MSSA 肺炎伴脓胸、MRSA 肺炎伴脓胸时总疗程可延长至 21~28 天，甚至更长。革兰氏阴性肠杆菌肺炎总疗程 14 天左右。一般 MP 肺炎总疗程 10~14 天，难治性支原体肺炎尤其是肺大叶实变者，疗程应适当延长。

（2）儿童医院获得性肺炎疗程推荐：对初始经验治疗临床反应良好，且无非发酵糖细菌感染证据的 HAP/VAP，初始经验治疗时间为 7~14 天；如果证实存在 MDR 病原体，治疗时间可延长至 ≥ 14 天；铜绿假单胞菌抗菌药物疗程为 14~21 天。治疗期间，需要经常评估患者的治疗反应。而 CRP、PCT 的连续监测也有助于决定抗菌药物的疗程。由金黄色葡萄球菌尤其 MRSA 引起的 HAP/VAP，或由非发酵糖细菌（如铜绿假单胞菌、鲍曼不动菌属等）引起的肺炎、免疫缺陷病的患者、原始治疗方案未覆盖致病菌、难治性肺炎，以及对初始经验选用抗菌药物治疗反应差的患者，疗程往往需要延长。

（3）抗菌药物序贯疗法：抗菌药物序贯疗法（SAT）是指在感染初期阶段经胃肠道外（主要是静脉途径）给予 2~3 天抗菌药物，待临床感染征象明显改善且基本稳定后及时改为口服抗菌药物。SAT 的实质是确保抗感染疗效的前提下，同种抗菌药物或抗菌谱相仿的抗菌药物之间用药途径和剂型的及时转换。改口服治疗的同时可以考虑出院并进行家庭治疗。

3. 儿童应谨慎选用的抗菌药物

（1）四环素类：此药可结合新生儿牙齿中的钙，促黄色结合物形成并沉着，还可与骨中的钙结合，对婴儿的骨骼成长抑制，故＜8 岁患儿禁用。

（2）氨基糖苷类：可有轻重不等的肾毒性，也会引发耳毒性。特别是耳毒性可能造成永久性耳聋，故需注意儿童应谨慎使用。临床应用指征较为明确且临床无其他低毒性抗菌药物可供选择时，才可对此类药物考虑使用，并需在治疗期间对不良反应密切观察，定期复查听力，必要时对血药浓度监测，进行个体化用药。

（3）喹诺酮类：可引起幼年动物关节和软骨损伤，但该类药物在多项人类临床试验中致软骨、关节损伤的结果并不完全一致，应在权衡利弊的情况下使用。

（五）糖皮质激素的使用

1. 使用指征　CAP 患儿无常规使用糖皮质激素的指征，以下情况可以短疗程（3~5 天）使用糖皮质激素：①喘憋明显伴呼吸道分泌物增多；②中毒症状明显的重症肺炎，例如合并缺氧中毒性脑病、休克、脓毒症，有急性呼吸窘迫综合征；③胸腔短期有大量渗出；④肺炎高热持续不退伴过强炎性反应。需注意，有细菌感染者必须在有效抗菌药物使用的前提下加用糖皮质激素。

2. 药物的选择、剂量与疗程　泼尼松 / 泼尼松龙 / 甲泼尼龙 1~2mg/（kg·d）；或琥珀酸氢化可的松 5~10mg/（kg·d）；或地塞米松 0.2~0.4mg/（kg·d）。疗程3~5 天，病情改善后停用。

四、药学监护要点

（一）给药方案的药学监护

1. 给药途径　临床应用抗菌药物时应根据患儿疾病情况选择合适的途径给药。

（1）口服途径：药物的口服给药途径又可分为空腹口服、饭后服用和与食物同服。抗菌药物大多数以空腹（饭前 1 小时或饭后 2 小时）服用吸收较好，可获得较高的峰浓度并尽早获得较高的生物利用度；但对脂溶性较高的药物来说，进食后服用可以增加其生物利用度；也有一些抗菌药物虽然吸收不受食物影响，但因其胃肠道不良反应较多见，建议与食物同服，如阿莫西林、头孢泊肟酯、克拉霉素等。

（2）肌内注射：由于新生儿的皮下脂肪少，肌内注射对周围组织损伤大，且不利于吸收，易致皮下硬结，通常不采用肌内注射。

（3）静脉途径：由于静脉给药时较易发生药物不良反应（ADR），所以在药物应用时应遵循"能口服不肌内注射，能肌内注射不静脉给药"的用药原则，最大限度地减少 ADR 的发生，对于病情危重患儿，才选用静脉给药。抗菌药物静脉滴注的速度也是影响药物治疗效果和安全性的重要因素，滴注过快可引起静脉炎或其他严重的不良反应，临床药师应与护士配合，严格控制其滴注速度，并注意观察患者用药后的反应。

2. 给药间隔

（1）对于"时间依赖性"药物，比如 β- 内酰胺类抗菌药物，血药浓度大于最低抑菌浓度（MIC）时才具有抗菌效应。因此，对于"时间依赖性"药物，给药的间隔时间是关键。对于门诊患儿来说，用药间隔时间和频率确定难度较大，一般可采用 3 种方法减少给药频率：一是采用序贯疗法，二是药物的联合应用，三是选用半衰期较长的药物，比如头孢曲松。

（2）浓度依赖性如氟喹诺酮类药物，或具有抗菌药物后效应的抗菌药物如氨基糖苷类，可选择每天 1 次给药。

3. 用药疗程　服用抗菌药物最短周期为 2~3 天。在用药周期内，即便患儿的症状有所缓解，仍需继续服用抗菌药物，以确保杀灭病原体。在用药周期内若随意停药，可能会给予细菌重新生长的机会，诱发细菌的耐药性。因此，在用药周期内，医护人员应告知患儿家长此类药物的疗程与剂量，避免细菌产生耐药性。

4. 联合用药　应尽可能降低联合用药的频率，防止由于配伍用药等造成的风险。如同时使用多种抗菌药物，应结合联合抗菌后效应和药敏实验结果评估临床联合用药是否有效，以确保抗菌药物后效应能够达到叠加或协同作用，并确保多种抗菌药物的联合应用合理、正确。可以适当对患儿的用药间隔时间做出调整，单一药物用量也可做相应调整。

（二）特殊情况下应用抗菌药物的药学监护

1. 肝功能损害时　肝功能受损后，经肝脏代谢排出体外的抗菌药物在体内的代谢发生改变，可以选择主要由肾脏排泄的药物以便不需调整剂量，如氨基糖苷类、青霉素、头孢唑林、头孢他啶、头孢吡肟和万古霉素等；有些药物经肝、肾两种途径清除，肝功能减退时血药浓度会升高，需减量给药，这类抗菌药物包括脲基青霉素类的美洛西林、阿洛西林、哌拉西林等，头孢菌素类的头孢哌酮、头孢曲松、头孢噻肟及单环 β- 内酰胺类的氨曲南等，以及氟喹诺酮类药物；禁用药物包括红霉素酯化物、四环素、磺胺类药物。根据患儿肝功能的生化指标选择药物，可以避免对肝脏损害大的抗菌药物应用到肝功能不全的患者，造成不可挽回的后果。另外，在用药过程中，临床药师应密切注意患者肝功能指标的变化，随时调整用药剂量。

2. 肾功能损害时　肾功能减退的肺炎患者使用抗菌药物时，如使用主要经肾排泄的抗菌药物，药物可在体内蓄积，发生毒性反应。因此，需注意：①肾功能减退时，主要由肝脏代谢的药物如大环内酯类药物对肾脏影响小，可以不需调整剂量使用；②阿莫西林、哌拉西林、苯唑西林、头孢哌酮、头孢曲松通过肾和非肾两种途径消除，肾功能轻度受损时可不调整剂量使用，但中重度损伤时则需减量使用；③主要经肾脏排泄的药物，肾毒性也有差别，有些没有明显的肾毒性，如青霉素、大多数头孢菌素和氧氟沙星，仅在严重肾功能损害时才需要调整剂量；有些药物有明显的肾毒性，如氨基糖苷类、万古霉素、多黏菌素，需严格按肾功能减退程度减量使用；④肾功能损害时禁用四环素类（多西环素除外）、呋喃类、萘啶酸。药师应根据患儿的肌酐清除率调整用药剂量，并随时观察患儿的尿量及生化指标。

（三）常见不良反应及处理

1. 静脉炎　肺炎患儿最常使用的药物为抗菌药物，静脉给药由于滴注过快等易发生静脉炎，一旦发生应采取相应的措施，如热敷或如意金黄散外敷。

2. 消化道反应　此为常见的不良反应，临床常表现为食欲缺乏、恶心、呕吐、畏食等症状，尤其口服给药应密切注意胃肠道反应。

3. 菌群失调性腹泻　如长期大量使用抗菌药物可引起菌群失调性腹泻，需停用药物，重者尚需给予胃肠动力抑制药物。

4. 过敏反应　有些药物易引发过敏反应，如皮疹、瘙痒等，甚至引起过敏性休克。静脉滴注时 ADR 发生率较其他途径高。因此，在静脉滴注过程中应密切观察，做好抢救措施。

（四）用药教育

在治疗过程中，临床药师需指导患儿及其家长合理用药，督促其养成良好用药习惯，提高患儿及其家长的合理用药意识。

1. 正确的给药方法　临床药师要让患儿家长掌握正确的给药方法，告知其关于抗菌药物严格遵医嘱应用的重要性，禁止擅自停药或增减药物剂量，患儿家长应积极监督患儿的用药情况，避免患儿漏服。同时还要交代剂量、特殊药物的贮存方法、服药时间和服药顺序以及食物与药物之间的相互作用等，尽可能减少药物之间和药物与食物之间的不良影响。

2. 注意事项　在用药过程中，还应对患儿及其家长进行一定的用药指导，告知患儿及其家长抗菌药物应用过程中可能出现的不良反应，若是出现不良反应表现，要及时就医处理。同时，应告知患儿及其家长相关注意事项，如使用头孢菌素类抗菌药物要禁止饮酒，同时要避免食用含乙醇类的食物和药物，从而保障患儿的生命健康。

案例分析

案例：患儿，女，10岁，31kg，6天前无明显诱因出现发热，病初热峰在 38.5℃ 左右，3天后热峰呈上升趋势，达 40℃ 左右，热型不规则，热前无寒战，无皮疹，无气促，无呼吸困难，无呕吐等。伴有咳嗽，初为单声咳，不剧；3天后逐渐加重，为阵发性连咳，夜间明显，干咳为主，咳剧时有呕吐1次，为胃内容物。患儿于医院就诊，予阿奇霉素，头孢西丁×3天抗感染治疗，病情无缓解。门诊拟以"肺炎"收治入院(6.19)。查体：神清，体温40.1℃，呼吸稍促，双肺呼吸音粗，未闻及明显干湿啰音，心率110次/min，心、腹、肝、脾(−)，神经系统无异常，大小便无特殊。入院后给予头孢噻肟＋阿奇霉素＋利福平抗感染治疗，但患儿仍高热不退，胸部CT示左下肺炎症实变，胸片室左侧肺炎，肺炎支原体抗体检测阳性，于6月23日停用头孢噻肟改为阿莫西林克拉维酸钾抗感染治疗，6月25日患儿体温仍无明显下降，考虑支原体感染混合耐药革兰氏阳性菌感染，停用阿莫西林克拉维酸钾，经验性增加万古霉素抗感染治疗，患儿6月25日双耳听力在正常范围，6月27日患儿诉右耳听不清楚，五官科会诊：右侧B型传导性耳聋，为避免药物加重其损害，临床停用万古霉素改为利奈唑胺抗感染治疗。患儿存在支原体感染，MP感染通常易导致机体免疫功能下降。肺部明确有感染，感染程度较重，对初始治疗方案反应较差，症状主要以高热持续不退、咳嗽为主。感染指标：白细胞(WBC)不高，中性粒细胞(N)略高，PCT正常，CRP轻度升高。且左下肺炎症实变，左侧胸腔积液。所以经验性加用亚胺培南西司他丁抗感染治疗。后体温逐渐降至正常，且复查B超未见明显胸腔积液，考虑病情好转，嘱出院。

　　分析：①该患儿以发热、咳嗽起病，胸片提示肺炎，结合患儿病史，考虑儿童社区获得性肺炎(CAP)，CAP常见致病菌为肺炎链球菌、肺炎支原体、流感嗜血杆菌等。MP是5~15岁儿童CAP常见病原，本患儿为6月19日晚入院，6月20日已经报MP抗体(＋)，结合患儿感染指标WBC不高，中性粒细胞偏高，CRP轻度升高，及临床症状重，肺部体征少，及胸片、CT，临床考虑支原体肺炎的可能性极大。儿童CAP混合感染率为8%~40%，结合患儿已接受足剂量足疗程的大环内酯类药物治疗，但症状仍未好转，该患儿不能排除合并细菌感染。因呼吸道病毒检测阴性，所以暂时不考虑病毒感染。根据《儿童社区获得性肺炎诊疗规范(2019年版)》，可经验性选用头孢曲松、头孢噻肟，若为非典型病原体肺炎，则可选用阿奇霉素10mg/(kg·d)，q.d.。此患儿经验性选用头孢噻肟联合阿奇霉素抗感染治疗方案合理。利福平与大环内酯类抗生素作用在蛋白质合成的不同阶段，因而对支原体有着协同的抑菌作用。因此，在难治性肺炎支原体肺炎治疗中，疗效差者可尝试联合应用利福平治疗。②临床考虑患儿持续高热不退，体温波动在 40℃左右，发热间隔亦未见明显延长，且胸水 B 超示左侧胸腔积液，病情进展，予以升级为万古霉素，加强抗感染。MP 感染降低机体的免疫力，其他病原体乘虚而入，MP 与细菌、病毒、肺炎衣原体、真菌混合感染并不少见。常见的混合感染细菌为肺炎链球菌、流感嗜血杆菌。难治性感染（如 MRSA）、二重感染（细菌、真菌感染）等加剧机体免疫力的下降。考虑患儿持续高热，故经验性选用万古霉素。但按照《抗菌药物临床应用指导原则》(2015 年版)万古霉素适用于耐药革兰氏阳性菌所致严重感染，特别是 MRSA/MRCNS/PRSP 及肠球菌属等所致的感染；粒细胞缺乏症高度怀疑革兰氏阳性菌感染的患者。其应用指征不是非常明确。③考虑易感染性（predisposition）：患儿存在支原体感染，MP 感染通常易导致机体免疫功能下降；感染侵袭（insult infection）：肺部明确有感染，感染程度较重，对初始治疗方案反应较差；机体反应（response）：主要以高热持续不退、咳嗽为主；感染指标：WBC 不高，N 略高，PCT 正常，CRP 轻度升高；器官功能不全（organ dysfunction）：左下肺炎症实变，左侧胸腔积液。基于以上几点考虑经验性加用亚胺培南西司他丁基本合理。

第二节 脓 毒 症

一、疾 病 简 介

脓毒症是指因感染而引起宿主反应失调进而导致危及生命的器官功能障碍。拯救脓毒症运动（surviving sepsis campaign，SSC）于 2004 年发布首部《脓毒症与脓毒性休克处理国际指南》，并于 2005 年正式公布儿童中脓毒症与器官功能障碍的定义，且在 2008 年、2012 年和 2016 年进行更新。同时在 2020 年专家组推出针对婴儿、儿童和青少年的脓毒症休克和脓毒症相关器官功能障碍的管理指南。新的脓毒症定义更强调了感染引起的失调的宿主反应及导致的致命的器官功能障碍，即强调了器官功能障碍而不是全身炎症反应综合征（systemic inflammatory response syndrome，SIRS）作为脓毒症的标识符。

基于儿童生理的不同，脓毒症和 SIRS 的定义在儿童和成人中有所差异，本书将参照 2020 年版《拯救脓毒症运动儿童脓毒性休克和脓毒症相关器官功能障碍国际指南》(此版涵盖 2005 年儿童版的诊断标准和筛查指标),即儿童的脓毒症定义为任何病原体引起可疑或证实的感染或与感染相关的临床综合征,并伴有感染引起的全身炎症反应表现。严重脓毒症定义为脓毒症并脏器功能不全:心血管功能障碍、急性呼吸窘迫综合征,或 2 个或更多的器官功能障碍;组织低灌注。脓毒症休克在 2020 年新版指南中定义为导致心血管功能障碍的严重感染(包括低血压,需要血管活性药物治疗,或灌注受损)以及在儿童中"脓毒症相关器官功能障碍",因为严重感染可导致心血管和 / 或非心血管器官功能障碍。

二、药学监护相关的症状、体征与检查指标

心动过速和呼吸急促对成人 SIRS 的诊断起关键作用,但常见于多种儿童疾病进程中,并不是诊断儿童脓毒症的唯一要素,儿童脓毒症的 SIRS 定义要求必须包括体温改变和白细胞计数异常,而且根据患儿年龄不同,新生儿期、婴儿、幼儿、学龄前期儿童、学龄期儿童和青春期儿童,其具体定义也不同,每项标准都有与年龄对应的数值范围,同时医务人员应当根据患儿对液体复苏的反应,进一步确定有无脓毒症休克。

总的来说,药师需要关注的情况包括:①首先是患者的一般情况,包括体温、心率、意识情况,是否有明显的水肿或液体失衡,血糖情况等。②其次是评估炎症情况,包括白细胞数量(增多或减少),血浆 C 反应蛋白水平,白介素 -6 水平及血浆降钙素原水平等。③血流动力学情况,如血压情况,脏器功能障碍情况,包括低氧血症、急性少尿、尿素升高、凝血功能检验值、肠鸣音,血小板、血浆胆红素等检查情况。④最后是组织灌注情况,包括意识状态、血清乳酸值、毛细血管充盈时间、皮肤是否有花斑或者发绀等情况。这些症状、体征与检查指标对诊断及病情严重程度的判断至关重要,同时也会影响对治疗方法、药物剂量以及动态监测的选择。

三、药物治疗方案和药物选择

(一)治疗方案

1. 液体复苏 高质量的液体复苏对脓毒症患儿的救治有重要且关键的作用。建议对于分布性休克患儿的初始复苏在 5~10 分钟按 20ml/kg 的剂量快速输注等渗晶体液,迅速改善低血压状态,增加尿量,使患儿意识状态、毛细血管充盈情况及外周脉搏恢复正常,但要密切观察,避免输液过度出现肝

大和肺部湿啰音。若出现肝大或肺部湿啰音并进行性加重,选用正性肌力药并停止液体过量输注,必要时使用髓袢利尿剂。对于重度溶血性贫血且无论是否存在低血压状况的患儿(如重症疟疾或镰刀细胞性溶血危象),应考虑尽早优先进行血液输注而非补充晶体液或白蛋白。儿童血压并不能单独作为判定液体复苏足够的可信指标,但血压一旦降低,心血管功能衰竭会很快发生。因此,血压正常但存在低灌注和低血压的儿童均给予液体复苏。初始液体复苏过程中,可给予 40~60ml/(kg·h)或更多的液体量。一旦出现液体超负荷征象(肝脏肿大、肺部出现啰音),应立即停止补液,并应用利尿剂。液体复苏无效的儿童难治性休克通常需要正性肌力药物/血管活性药物、小剂量糖皮质激素和机械通气支持。

建议脓毒症休克患儿早期液体复苏目标为毛细血管再充盈时间<2秒,对应于年龄的血压、脉搏正常,外周与中心动脉脉搏一致,四肢末梢温暖,尿量>1ml/(kg·h)和意识清醒;中心静脉氧饱和度≥70%,心脏指数为3.3~6.0L/(min·m^2)。虽然在成人的指南中乳酸清除率是脓毒症液体复苏的目标之一,但对于脓毒症休克患儿来说往往其乳酸清除率是处于正常水平的,故乳酸清除率不适用,上述目标最快应在3小时内实现。

2. **抗感染治疗和感染源控制** 婴幼儿比成人更容易发生严重全身感染,原因包括:妊娠期的最后3个月里,母亲通过胎盘免疫球蛋白的传输使婴儿获得被动免疫,因此,早产儿缺乏免疫球蛋白。与年长儿及成人相比,足月儿的中性粒细胞功能较弱,中性粒细胞储备池较小,合成新抗体的能力也低。另外,新生儿不能制造和向感染部位输送足够的巨噬细胞,这使他们容易被多糖类细菌感染,也解释了为什么出生后1年内的严重感染大部分为流感嗜血杆菌、肺炎链球菌和脑膜炎奈瑟菌感染。婴幼儿的低免疫球蛋白生产水平也使其易患病毒感染,母亲给予的免疫球蛋白储备在出生后2~5个月渐渐下降,直到4~7岁才能达到成人的正常免疫球蛋白水平。由于这些生理差异,以及细菌感染模式的不同,脓毒症患儿最常见的病原异于成人。另外尽管疫苗技术不断更新,但婴幼儿脓毒症的发生率并未下降。

(1)抗感染治疗:研究显示,对于脓毒症或脓毒症休克抗菌药物给药延迟1小时都有增加病死率、延长住院时间、增加急性肾损伤及急性肺损伤等的风险,因此,无论旧版、新版指南都强调及时恰当使用抗菌药物的重要性。初始经验性治疗都主张广覆盖所有可能的病原,但一旦明确病原或临床好转趋势应及时降阶梯及缩窄抗菌谱,从而降低细菌耐药风险、减少不良反应的发生及不必要的花费。确定严重脓毒症后 1 小时内尽早开始应用抗菌药物经验性治疗，并尽可能在应用抗菌药物前获取样本培养，但不要因此而延误抗感染治疗（2016 年版指南建议为抗感染前 45 分钟内完成标本采集）。常规微生物培养物包含至少两套不同部位获取的血培养物（需氧培养和厌氧培养），必要时采用 1,3-β-D- 葡聚糖、甘露聚糖和抗甘露聚糖抗体（G 试验和 GM 试验）检测鉴别是否存在侵袭性真菌感染。

　　进行抗感染治疗时，推荐遵循下列建议：①在怀疑或诊断脓毒症和感染性休克并获取培养后，1 小时内立即启动抗感染治疗。②静脉通路及抽血难以进行的新生儿和儿童可予肌内注射或口服抗菌药物（如能耐受），直到静脉通道的建立。③脓毒症患者应用一种或多种广谱抗菌药物进行经验性治疗，尽量覆盖所有可能的病原菌（包括细菌和潜在真菌或病毒覆盖）和高组织浓度。④一旦病原菌和药敏结果明确，推荐选用针对性抗菌药物。⑤经验性抗菌药物需考虑流行病学和地方病原流行特点（如甲型 H_1N_1 流感、耐甲氧西林金黄色葡萄球菌、氯喹耐药疟疾、耐青霉素肺炎双球菌、是否近期曾入住 ICU、是否存在中性粒细胞缺乏症等）。⑥如果没有明确的病原菌，建议与感染病专家和 / 或微生物专家讨论，根据临床表现、感染部位、宿主危险因素和临床的改善情况来缩小或停止经验性抗菌治疗。⑦对于免疫功能低下和 / 或存在多重耐药病原菌高危风险的患儿，一旦出现 / 怀疑脓毒症休克或其他脓毒症相关的器官功能障碍，建议经验性使用多种抗菌药物联合治疗。⑧对于没有免疫功能损伤并且无多重耐药病原菌的高风险患儿，不推荐为获得协同作用，常规针对同一病原体而经验性使用多种抗菌药物（备注：某些情况下，如确认或强烈怀疑 B 组链球菌感染时，可针对此病原体，为获得协同作用，经验性使用多种抗菌药物）。⑨应基于公认的已发表的药动学、药效学原理和特定药物的自身特性，来制定已经过优化的抗菌药物使用策略。⑩对于脓毒症休克或存在脓毒症相关的器官功能障碍，接受抗菌药物治疗的患儿，需要进行每日评估（例如临床、实验室检查），以进行抗菌药物降阶梯疗法（备注：评估包括在经验性抗感染治疗开始的 48 小时后，对应用抗菌药的指征进展进行回顾，应在微生物学结果指导下，结合临床改善和 / 或感染解决的证据。本建议适用于经验性、针对性和联合治疗的患者）。⑪建议根据感染部位、微生物病原菌、临床治疗反应和感染源控制情况来确定抗菌药物治疗疗程。

　　（2）感染源控制：在严重脓毒症和脓毒症休克中，清创和控制感染源非常关键，如坏死性肺炎、坏死性筋膜炎、脓胸、脓肿等。内脏穿孔时需修复及清洗腹腔。成人要求在明确感染灶后的 12 小时内处理,抗菌药物使用的延迟、未及时控制感染源、清除感染组织可增加患儿病死率。

控制感染灶包括尽早诊断或排除脓毒症或感染性休克,选择合适的影像学检查,尽早确定感染部位,在开始抗感染治疗后尽早处理感染病灶,如清创术、引流、冲洗、修补等都极其重要。如果确认血管内装置是脓毒症或脓毒症休克的感染来源,根据病原菌和外科手术的风险 / 受益评估情况,应在建立其他血管通路后及时取出血管内装置。

3. 机械通气　机械通气是脓毒症患儿治疗的重要支持手段。呼吸窘迫和低氧血症的患儿可采取面罩吸氧,若病情需要可使用高流量鼻导管吸氧或鼻咽持续正压通气。需要有创机械通气时,充分适当的液体复苏可以避免在气管插管过程中出现循环功能不稳定。由于功能残气量低,婴儿和新生儿重症脓毒症可能需要早期插管,但插管和机械通气时,胸腔内压增高,可减少静脉回流,在液体复苏不充分的情况下会导致休克状况的恶化。对那些血氧饱和度低的患儿,给予面罩给氧、高流量鼻导管吸氧或鼻导管持续正压通气可增加功能残气量和减少呼吸做功。建议对机械通气脓毒症患儿使用肺保护性通气策略。一些 ARDS 患儿需要增加呼气末正压来维持功能残气量和氧合,同时调整气道峰压维持在 30~35cmH$_2$O(1cm H$_2$O=0.098kPa),并达到 6~8ml/kg 的有效潮气量,从而利于清除二氧化碳。

(二)药物选择

1. 液体　液体复苏对于脓毒症治疗的重要性不言而喻,是改善血容量和组织微循环最基本的措施。所有的指南都建议在使用升压药之前先进行液体复苏,输注晶体液(对于低血压和血乳酸 ≥ 4mmol/L 则至少 30ml/kg),对于胶体液(比如白蛋白),相较于晶体液并没有明确的优势,但是当患者输注大量的晶体液时,仍然需要一些诸如白蛋白的胶体液保证渗透压。需要注意的是,应避免患者出现高氯血症,不推荐使用淀粉类胶体液(指南中已明确不推荐羟乙基淀粉和明胶),因为高氯性代谢性酸中毒会降低肾血流量,淀粉类胶体液也会损伤肾小管,两者都有引发急性肾损伤(AKI)的风险。

2. 抗菌药物　表 2-4 是儿童脓毒症常见的病原和合适的经验性抗菌药物选择,在未明确病原菌之前可根据患儿实际情况经验性选用抗菌药物及时进行抗感染治疗,同时应考虑当地具体情况和流行病学资料。

表 2-4　儿童脓毒症的致病菌和推荐治疗

年龄 / 危险因素	致病菌	经验性抗菌药物治疗
年龄 < 1 个月	李斯特单核细胞增生菌 大肠埃希菌 B 组链球菌 革兰氏阴性肠道细菌	氨苄西林 + 氨基糖苷类或氨苄西林 + 头孢噻肟 阿昔洛韦(如果患儿表现为癫痫则需应用，直到排除 HSV 感染为止)
年龄 1~3 个月	李斯特单核细胞增生菌 大肠埃希菌 B 组链球菌 流感嗜血杆菌 肺炎链球菌 脑膜炎奈瑟菌	氨苄西林 +TGC ± 万古霉素 [a]
年龄 ≥ 3 个月	流感嗜血杆菌 肺炎链球菌 脑膜炎奈瑟菌	TGC ± 万古霉素 [a]
免疫抑制的儿童	铜绿假单胞菌 金黄色葡萄球菌 表皮葡萄球菌	头孢他啶或头孢吡肟或哌拉西林 / 他唑巴坦 + 万古霉素 [a]
脑室 - 腹腔(V-P)分流患儿	金黄色葡萄球菌 表皮葡萄球菌 革兰氏阴性肠道细菌	TGC ± 万古霉素 [a]

注：1. HSV，单纯疱疹病毒。

2. TGC，第三代头孢菌素(例如头孢噻肟、头孢曲松或头孢唑肟)。

[a] 剂量需达到万古霉素的谷浓度 15~20mg/L

本表改编自 FARRINGTON E A, BUCK M L.Care of the critically ill child// ZEIND C S, MICHAEL G, CARVALHO G C, ed al . Applied therapeutics：The clinical use of drugs.11th ed . Philadelphia：Wolters Kluwer Health, 2018：2203 .

《脓毒症与脓毒性休克处理国际指南》(2016 年版)和《拯救脓毒症运动儿童脓毒性休克和脓毒症相关器官功能障碍国际指南》(2020 年版)中特别强调了脓毒症及脓毒症休克应根据药动学 / 药效学优化抗菌药物应用而不是仅仅

根据说明书。指南推荐对于脓毒症或脓毒症休克患者，优化抗菌药物的给药策略需基于公认的药动学/药效学原理以及每种药物的特性，早期优化抗菌药物的药动学可改善重症感染患者的预后。脓毒症与脓毒症休克患者与普通感染患者相比，对最佳抗菌药物管理策略的影响存在显著差异，这些差异包括肝、肾功能障碍的发生率增加，抗菌药物的表观分布容积发生改变，血液净化的应用，酸中毒，蛋白水平以及与抗菌药物结合力等。因此，在脓毒症和脓毒症休克患者，各种抗菌药物未达到最佳药物浓度的发生率相对较高，我们对危重感染患儿万古霉素血药浓度的监测发现，多数谷浓度低于 10mg/L，这可能导致临床治疗失败和耐药性增加。对于 β- 内酰胺类抗菌药物，更优的临床和微生物学治疗似乎与较长的高于病原体 MIC 的血浆浓度持续时间有关，特别是在危重患者中。根据药效学与药动学可将抗菌药物分为浓度依赖性和时间依赖性药物，如多数青霉素类和头孢类药物就属于时间依赖性抗菌药物，要求 1 天多次用药方能取得理想的疗效，而将 1 天的药量在较短时间内给予是不合理用药，疗效不佳且容易产生耐药。为提高 $T > MIC$ 的时间，提高疗效，可把每次的抗菌药物静脉滴注时间延长，如每次延长到 3~4 小时可以在一定程度上提高疗效。此外，随着抗菌药物的大量使用，细菌耐药性的增加甚至细菌 MIC 值的提高使原来常规剂量下的疗效受到影响，病死率增加，值得关注。如同一治疗方案下对万古霉素 MIC < 1μg/ml 的耐甲氧西林金黄色葡萄球菌疗效好于对万古霉素 MIC < 2μg/ml 的耐甲氧西林金黄色葡萄球菌，提醒我们在 MIC 提高的情况下（尽管是敏感的），或提高剂量，或考虑换 MIC 值低的药，对重症复杂感染这点尤其要注意。

　　3. 正性肌力药、血管活性药物　对液体复苏无反应的患儿，需要外周静脉应用血管活性药物或正性肌力药，直到中心静脉通道建立。严重脓毒症患儿可表现为高排低阻、低排高阻、低排低阻型休克，也可从一种休克形式转变成另一种。由于患儿的血流动力学特点因人而异，而且初始血流动力学状态会随时间和疾病进展而改变，所以脓毒症休克患儿的药物治疗必须个体化，常用的血管活性药物可参见表 2-5。多巴胺抵抗性休克可换用肾上腺素或去甲肾上腺素。多巴胺较去甲肾上腺素更易导致心动过速和心律失常的发生，并不利于组织灌注的改善，故去甲肾上腺素是目前推荐的首选升压药。在一些病例报告中全身血管阻力极低的情况下，往往会使用去甲肾上腺素、抗利尿激素和特利加压素，尚无证据和安全数据来支持小儿脓毒症休克。事实上，2 个 RCT 结果表明垂体后叶素或特利加压素对于儿童脓毒症并无任何好处，目前不推荐单独应用小剂量抗利尿激素治疗脓毒症诱导的低血压。成人脓毒症休克时抗利尿激素水平往往降低,但在脓毒症患儿抗利尿激素水平的表现是多样的。由于儿童脓毒症心功能受损,通常需要添加正性肌力药以维持足够的心排血量。对于血压正常的低排高阻休克患儿在应用强心药的前提下适当加用血管扩张药物。如患儿在充分液体复苏及应用正性肌力药物的前提下仍呈现持续低排高阻性休克,则可考虑使用具有血管舒张作用的正性肌力药,如Ⅲ型磷酸二酯酶抑制剂(氨力农、米力农)和左西孟达,这些药物不存在受体脱敏现象。2个RCT表明,血管扩张剂已酮可可碱可降低新生儿严重脓毒症的病死率。另外需要注意的是,使心脏射血分数过高的治疗方案对脓毒症患者无益,不建议使用。

表2-5　常用的血管活性药物

药物	剂量范围	外周血管效应			心脏效应
1. 缩血管类("十"前数值越大,代表对该受体的作用越强)					
		α	β₁	β₂	
多巴酚丁胺	2~10μg/(kg·min)	1+	3+~4+	1+~2+	低剂量时轻度变时性及心律不齐;与多巴胺相比的变时性优势在新生儿可不明显
多巴胺	2~4μg/(kg·min)	0	0	0	扩张脾肾血管,剂量增加可提升α作用
	4~8μg/(kg·min)	0	1+~2+	1+	
	>10μg/(kg·min)	2+~4+	1+~2+	2+	
肾上腺素	0.03~0.1μg/(kg·min)	2+	2+~3+	2+	低剂量时β₂效应
	0.2~0.5μg/(kg·min)	4+	2+	3+	
去甲肾上腺素	0.05~0.5μg/(kg·min)	4+	2+	0	增加外周阻力,中度缩血管作用
去氧肾上腺素	0.05~0.5μg/(kg·min)	4+	0	0	增加外周阻力,中度缩血管作用

续表

药物	剂量范围	外周血管效应		心脏效应
2. 扩血管类				
硝普钠	0.5~8μg/(kg·min)	提供一氧化氮，舒张平滑肌和扩张肺循环及体循环血管	通过降低后负荷间接增加心输出量	反射性心动过速
硝酸甘油	0.5~10μg/(kg·min)	提供一氧化氮，扩张肺血管，增强主动脉夹闭后冠状血管活性	降低前负荷，可降低后负荷，降低与室壁相关的心肌负荷	轻微
3. 其他				
米立农	负荷量 50μg/kg，后 0.25~1μg/(kg·min)	扩张体循环及肺循环血管	舒张心肌(扩血管作用)	轻微心动过速
血管加压素	0.003~0.002U/(kg·min)或 18~120mU/(kg·h)	潜在缩血管作用	无直接作用	未知

4. 糖皮质激素　目前，由于无确切的证据表明脓毒症休克使用糖皮质激素的益处，考虑潜在的不良反应，不推荐常规使用，仅用于对液体复苏及血管活性药效果不好的难治性休克患者，并推荐逐渐减量停药而不是突然停止。对脓毒症难治性休克、暴发型紫癜患儿，或存在绝对肾上腺功能不全，如慢性病接受类固醇激素治疗及脑垂体或肾上腺异常等证实或高度怀疑肾上腺素绝对缺乏症的患儿，应及时应用氢化可的松，氢化可的松 50mg/(m^2·24h)输注。

5. 镇静、镇痛和肌肉松弛药　推荐对需要机械通气的重症脓毒症患儿进行镇静治疗。对于脓毒症患儿的镇静治疗，目前无数据支持使用任何一种特定的药物或治疗方案。接受机械通气的脓毒症患者应使用具有镇静目标的镇静治疗方案，儿童列为药物相关不良反应事件的高危人群，尽量避免使用肌肉松弛药。早期的、脓毒症诱导的 ARDS 和 $PaO_2/FiO_2 < 150mmHg$ 的患者可

短期(<48小时)使用肌肉松弛药。脓毒症休克患儿避免或谨慎使用依托咪酯或右美托咪定,因为这两种药物可抑制肾上腺轴和交感神经系统,不利于血流动力学的稳定。

四、药学监护要点

(一)预防深静脉血栓形成

严重脓毒症患者应接受预防深静脉血栓形成治疗,每日2~3次小剂量普通肝素,或每日1次低分子肝素,极高危患者建议首选低分子肝素而不是普通肝素,青春期前脓毒症患儿深静脉血栓形成的预防无推荐等级。大部分儿童深静脉血栓与深静脉置管有关。肝素涂层导管可降低导管相关性深静脉血栓的风险。没有数据支持ICU患儿使用普通肝素和低分子肝素可预防导管相关性深静脉血栓。

(二)预防应激性溃疡

成人建议严重脓毒症患者使用H_2受体拮抗剂或质子泵抑制剂预防应激性溃疡,以防止其所致上消化道出血,质子泵抑制剂优于H_2受体拮抗剂,儿童没有推荐级别。选择性消化道净化治疗有争议。虽然多项研究表明口服万古霉素是安全的,但其是否会导致G^+耐药菌出现仍需关注。

(三)血糖控制

多篇报道显示高血糖可增加病死率和住院时间,故需要对血糖进行监测和控制。指南建议儿童血糖控制同成人标准(≤10mmol/L)。婴儿依靠液体输注治疗时有发生低血糖的风险,故应按4~6mg/(kg·min)的标准给予葡萄糖,新生儿则应维持在6~8mg/(kg·min)。2020版指南中不建议使用胰岛素治疗来达到目标血糖值,而在过往的指南中则指出新生儿和儿童在接受胰岛素治疗过程中需严密监测血糖以防止低血糖的发生,因为新生儿和儿童糖储备及肌肉糖异生相对不足;同时又存在人群异质性,一些人群体内无内源性胰岛素,其他一些呈高胰岛素水平或胰岛素抵抗。推荐每1~2小时监测血糖,直至血糖水平和胰岛素剂量已稳定,然后改为每4小时监测。

(四)营养支持

儿童若能耐受,及早给予肠内营养,反之则给予肠外营养,10%葡萄糖(通常是葡萄糖氯化钠溶液)维持输注提供了新生儿和儿童的葡萄糖输送要求,脓毒症时糖的输送要求提高。危重症患儿的热量需求可能低于健康儿童,可考虑使用代谢车来测定特定阶段的热量需求。

第三节　化脓性脑膜炎

一、疾病简介

化脓性脑膜炎（purulent meningitis）又称细菌性脑膜炎（bacterial meningitis），是儿童时期较为常见的神经系统感染。它是由各种细菌引起的中枢神经系统感染性疾病，多见于婴幼儿。早期诊断和治疗是降低本病死亡率和后遗症发生率的关键。儿童化脓性脑膜炎最常见的致病菌是肺炎链球菌、B型流感嗜血杆菌和脑膜炎奈瑟菌，其次为葡萄球菌、肠杆菌、变形杆菌等。不同年龄化脓性脑膜炎的致病菌有所不同，新生儿化脓性脑膜炎常见致病菌为B组溶血性链球菌、肠杆菌或葡萄球菌；婴幼儿化脓性脑膜炎常见致病菌为B型流感嗜血杆菌和肺炎链球菌；年长儿肺炎链球菌和脑膜炎奈瑟菌感染较多见。各种原因导致的脑部解剖缺陷和机体免疫力异常均可能会增加化脓性脑膜炎的发病率。

二、药学监护相关的症状、体征与检查指标

（一）药学监护相关的症状、体征

1. 非特异性表现　全身感染中毒症状如发热、头痛、呕吐等，精神萎靡，食欲缺乏，烦躁不安，关节酸痛，皮肤紫癜或瘀斑等。

2. 中枢神经系统表现

（1）颅内压增高：头痛和喷射性呕吐，可伴血压升高、心动过缓。婴儿可出现前囟紧张及隆起，颅缝增宽。重症患儿可出现去皮层和去大脑强直、谵妄、昏迷，甚至出现瞳孔大小不等、心率减慢、血压升高以及呼吸节律不整等脑疝征象。

（2）惊厥：20%~30%的患儿可出现全身性或部分性惊厥，以B型流感嗜血杆菌及肺炎链球菌脑膜炎多见。惊厥的发生与脑实质的炎症、脑梗死及电解质紊乱有关。

（3）意识障碍：颅内压增高、脑实质病变均可引起。表现为嗜睡、谵妄、迟钝和昏迷。

（4）脑膜刺激征：表现为颈项强直，克尼格征和布鲁辛斯基征阳性。

（5）局灶体征：部分患儿可出现第Ⅱ、Ⅲ、Ⅵ、Ⅶ、Ⅷ颅神经受累或肢体瘫痪症状。

（二）检查指标

1. 血常规　白细胞总数明显增高,约为 $20 \times 10^9/L \sim 40 \times 10^9/L$,分类以中性粒细胞为主,约为 80%~90%。

2. 脑脊液检查　典型化脓性脑膜炎的脑脊液特点是,外观混浊或呈脓样,压力增高;白细胞数常高于 $1.0 \times 10^9/L$,分类以中性粒细胞为主;蛋白定量显著增高,多在 1g/L 以上;糖定量明显降低。脑脊液涂片可找到病原菌,细菌培养阳性。

3. 特异性细菌抗原测定　用免疫学方法检查患儿脑脊液、血、尿等标本中的细菌抗原,是快速确定致病菌的特异性方法。常用方法:对流免疫电泳法（CIE）可快速确定脑脊液中的流感嗜血杆菌、肺炎链球菌和脑膜炎双球菌等;乳胶凝集试验较 CIE 更敏感,可检测 B 组溶血性链球菌、流感嗜血杆菌和脑膜炎双球菌,对肺炎链球菌敏感性较差;免疫荧光试验,可用于多种致病菌抗原检测,特异性及敏感性均较高,在已用抗生素的数天内,尽管细菌培养可能阴性,但其抗原检测仍可得到阳性结果。

4. 其他检查　①血培养:早期未用抗生素者有可能获阳性结果,新生儿化脓性脑膜炎阳性率高。②局部病灶分泌物培养:如咽拭子培养、皮肤脓疱液或新生儿脐炎分泌物培养等。③皮肤瘀点涂片:是脑膜炎球菌性脑膜炎诊断的重要方法,阳性率可在 50% 以上。④脑脊液乳酸脱氢酶、乳酸、C 反应蛋白测定:化脓性脑膜炎多明显增高,但缺乏特异性。⑤影像学检查:必要时做头颅 CT 以早期诊断局限性脑脓肿、脑室积水等。

三、药物治疗方案和药物选择

（一）抗生素治疗

1. 用药原则　早期、足量、静脉用药,所选药物应对病原菌敏感,又能透过血脑屏障,在脑脊液中达到有效的血药浓度。疗程要适当,联合用药时注意药物之间的相互作用,注意药物毒副作用。

2. 药物选择

（1）病原菌未明者:脑膜炎常见的致病菌包括肺炎链球菌、脑膜炎奈瑟菌和流感嗜血杆菌。当病原菌未明时,经验性治疗应覆盖以上病原菌。常选择第三代头孢菌素[头孢曲松（ceftriaxone）100mg/（kg·d）或头孢噻肟（cefotaxime）200mg/（kg·d）],若疗效不佳可加用万古霉素（vancomycin）40mg/（kg·d）治疗。若患儿对 β- 内酰胺类抗菌药物过敏,可考虑使用氯霉素

（chloramphenicol）替代治疗。

（2）病原菌已明者：应参照药物敏感试验选药。①流感嗜血杆菌脑膜炎：选用氨苄西林、氯霉素、第三代头孢菌素。②肺炎链球菌脑膜炎：对青霉素敏感可继续应用大剂量青霉素，青霉素耐药者可选用第三代头孢菌素、氯霉素、万古霉素。2014 年加拿大儿科学会 CPS 发表的 *Guidelines for the management of suspected and confirmed bacterial meningitis in Canadian children older than one month of age*（《超过一月龄疑似和确诊细菌性脑膜炎儿童患者的管理指南》）中提出，经验性治疗推荐使用第三代头孢菌素（头孢曲松或头孢噻肟）。然而，在等待细菌培养结果期间，多数专家建议将万古霉素联合第三代头孢菌素，以防止可能的耐头孢菌素的肺炎链球菌，这种耐药的菌株已在加拿大的某些地区出现。③大肠埃希菌脑膜炎：对氨苄西林敏感可应用，耐药者可换用第三代头孢菌素或加用氨基糖苷类。④金黄色葡萄球菌脑膜炎：萘夫西林、氨基糖苷类、头孢噻肟、万古霉素等。⑤脑膜炎球菌性脑膜炎：对青霉素敏感可应用大剂量青霉素，青霉素耐药者可选用第三代头孢菌素。

万古霉素治疗化脓性脑膜炎时，血浆谷浓度应维持在 15~20mg/L。如果静脉给药效果不好，可考虑使用万古霉素 5~20mg/d 鞘内注射。

利福平脑脊液穿透性强且体外抗菌活性好，但单独应用时容易导致细菌耐药，故必须和其他抗菌药联用。目前，只有当应用其他抗菌药效果不好或杀菌速度慢，且致病菌对利福平敏感时，才联用利福平治疗。

美罗培南（meropenem）的疗效和预后与第三代头孢菌素相似，推荐作为后者的替代药物治疗化脓性脑膜炎。但有研究表明对头孢噻肟耐药的肺炎链球菌对美罗培南的耐药率也较高，因此，不建议使用美罗培南治疗对青霉素或头孢菌素高度耐药的肺炎链球菌脑膜炎。亚胺培南/西司他丁（imipenem/cilastatin）血脑屏障通透性不高，且可惊厥发作，应用受限。

氯霉素（chloramphenicol）虽为抑菌剂，但其脑膜渗透性好，高浓度时对肺炎链球菌、脑膜炎奈瑟菌和流感嗜血杆菌具有杀菌作用；但其对多数革兰氏阴性杆菌仅起抑菌作用，故不宜单独用于革兰氏阴性杆菌脑膜炎的治疗。

3. 疗程　所有细菌性脑膜炎患儿均应坚持足疗程的抗菌药物治疗，结合临床疗效建议至少治疗 2 周。足疗程治疗后疗效不满意者，应分析原因，注意排查其他部位病灶及并发症或耐药，视情况决定是否延长抗菌药物疗程或调整治疗方案。

常用抗菌药物的脑脊液与血药物浓度比值见表 2-6。

表 2-6　常用抗菌药物的脑脊液与血药物浓度比值

脑脊液与血药物浓度比值 /%			脑脊液药物浓度微量或不可测
≥ 50	5~50	< 5	
甲硝唑	氨苄西林	氨曲南	头孢唑林	克拉霉素
	头孢吡肟	亚胺培南	头孢西丁	红霉素
	头孢唑肟	美罗培南		克林霉素
	头孢他啶	左氧氟沙星		阿奇霉素
	头孢噻肟	环丙沙星		罗红霉素
	头孢曲松	万古霉素		多黏菌素 B
	头孢呋辛	阿米卡星		
	利福平			

（二）对症和支持疗法

1. 保证足够热量和水分供给　发病早期液体应限制在每日 40~50ml/kg，生理盐水占 1/4，以后渐增至每日 60~70ml/kg。病重者输新鲜全血、血浆或静脉注射人免疫球蛋白。

2. 应用肾上腺皮质激素　静脉滴注地塞米松每日 0.2~0.5mg/kg，可减轻脑水肿和脑膜粘连。

3. 及时使用脱水剂减轻颅内高压，20% 甘露醇 0.5~1g/kg，静脉快速滴注。

4. 及时处理高热、惊厥，纠正呼吸、循环衰竭。

5. 硬膜下积液多时，可行穿刺放液，每日或隔日 1 次，每次 10~20ml。

四、药学监护要点

化脓性脑膜炎是儿科较常见的中枢神经系统感染性疾病之一，早期诊断和及时治疗是改善本病预后的关键。儿童是特殊人群，临床药师首先需要关注的是药物的安全性、有效性及合理性，为临床提供合理、有效的治疗方案。同时对患儿家属进行用药宣教，教育患儿及家属正确使用药品，提高患儿及家属的治疗依从性，改善患儿生活质量。有些化脓性脑膜炎患儿经过不规则抗生素治疗，其脑脊液改变可不典型，涂片与细菌培养均可为阴性，此时必须结合病史、体征及治疗经过综合分析判定。一旦明确诊断，要尽早选择对血脑屏障有良好通透性的抗生素。以后根据细菌药物敏感试验结果调整抗生素,用药量要足、疗程要足,同时要注意药物的毒副作用。除脑膜炎球菌性脑膜炎外,在抗生素治疗过程中,需密切观察患儿的体温变化、意识状态,以防并发症的发生。如体温持续不退或退后复升,婴儿出现前囟饱满、头围增大、惊厥、意识障碍等表现,可通过做颅骨透照试验、颅脑 B 超或计算机体层摄影(CT)及磁共振成像(MRI)检查,以明确硬膜下积液、脑室管膜炎等并发症,并予以相应的穿刺引流治疗。

案例分析

案例:患儿,男,9 岁,44kg,4 天前无明显诱因下出现头痛,不剧,以前额为主,随后出现发热,热峰 39.6℃(腋下),发热时头痛加剧,无鼻塞、流涕,无咳嗽,自服用"布洛芬、阿奇霉素",热退后又反复。急诊查血常规白细胞计数 $35.55 \times 10^9/L$,CRP:11mg/L,予"头孢曲松、维生素 C"静脉滴注,仍发热、头痛,精神欠佳,呕吐一次,为胃内容物,非喷射性。输液后再次呕吐两次,予甘露醇静脉滴注后收入院。追问病史:患儿 1 周前有上呼吸道感染史。入院后给予青霉素联合头孢噻肟抗感染治疗 1 天,患儿昏睡状态,仍有发热,有数次双上肢屈曲抖动,每次持续 1 秒,查体:浅昏迷,压眶(+)、定时、定向不能,克尼格征可疑,右侧巴宾斯基征、戈登征(+),左侧巴宾斯基征(+),戈登征可疑。CSF 常规显示细胞高,以中性粒细胞为主,蛋白高,葡萄糖和氯水平低。如何进一步改进治疗措施?

分析:①儿童急性化脓性脑膜炎最常见的是由肺炎链球菌、流感嗜血杆菌、脑膜炎奈瑟菌引起的。化脓性脑膜炎的感染细菌与患儿年龄有关,肺炎链球菌感染患儿的年龄较葡萄球菌和革兰氏阴性菌偏大,其次化脓性脑膜炎的主要致病菌是流感嗜血杆菌和脑膜炎奈瑟菌。②考虑患儿目前病情较重,且不规则使用过抗菌药物,不能排除耐药菌所致的严重感染,给予停用头孢噻肟,改为美罗培南加万古霉素抗感染治疗。化脓性脑膜炎药物剂量的选择:根据《抗菌药物临床应用指导原则》,对于化脓性脑膜炎等中枢神经系统感染性疾病,原则上应选用常用剂量的高限。美罗培南 120mg/(kg·d),q6h.~q8h.,最大剂量为 6g/d。必要时可两步点滴法。万古霉素 60mg/(kg·d),q6h.。③化脓性脑膜炎患儿糖皮质激素的应用:需要根据病因和病情严重程度来决定是否早期应用糖皮质激素。对于 B 型流感嗜血杆菌脑膜炎,早期使用糖皮质激素可以降低听力损伤的发生率;对于肺炎链球菌脑膜炎可能有效;而由其他病原菌引起的脑膜炎均不常规推荐使用糖皮质激素。④药物不良反应的监测和注意事项:美罗培南的不良反应主要为皮疹、腹泻、呕吐、头痛、烦躁、乏力等。给药后第3~5天应注意观察皮疹等不良反应,定期监测肝、肾、血液系统功能以及排便情况。万古霉素的不良反应较多且严重,用药时需注意定期监测肝、肾功能(尤其是血药浓度较高时)及血、尿常规。并且通常在第4次给药前30分钟内采集血样测定谷浓度,并控制谷浓度在10~20mg/L。

第四节 骨 髓 炎

一、疾 病 简 介

骨髓炎(osteomyelitis)是儿童常见疾病,大部分儿童骨髓感染患者为血源性感染,较少见的病因有创伤、手术并发症或附着的软组织感染扩散。急性血源性骨髓炎(acute hematogenous osteomyelitis, AHO)在儿童尤其常见,特别是在长骨部位。AHO患者常有钝挫伤史或并发疾病(如上尿路感染等),其他危险因素包括:免疫缺陷、镰状细胞贫血、留置静脉管。慢性骨髓炎十分罕见。如果遵循目前的急性血源性骨髓炎治疗原则,很少会发生慢性骨髓炎。本节主要讨论急性血源性骨髓炎。

(一)主要特点

儿童长骨血管解剖特点导致血源性致病菌容易在长骨定植,这是AHO好发于长骨的原因。由于静脉窦内血流缓慢,利于致病菌的定植。在急性骨髓炎的蜂窝织炎期,感染即起源于血液系统的静脉端。与婴儿和成人不同,儿童干骺端与骺的血供是分开的,干骺端营养动脉流入静脉窦系统。因此,当感染起源于血液系统的静脉端后,便会扩散至营养动脉,引起营养动脉栓塞。而营养动脉栓塞导致的局部缺血会阻止体内免疫细胞和因子进入感染部位,从而促进病菌在局部增殖生长。当脓肿形成侵入骨膜下,则造成骨膜抬高。如果感染未控制,脓液可沿着骨干上下扩散。血管血栓的形成和骨膜抬高会引发骨骼供血缺失,导致坏死。若早期未进行手术引流,坏死范围则会扩大。如不治疗,死骨周围易于形成肉芽组织,这将导致死骨与正常骨组织分隔,诱发后遗症。随后，在死骨周围会形成新骨，即"骨性包壳"，包壳中形成窦道使得脓液得以流出，最终穿通皮肤。此外，骨性包壳较脆弱，易发生病理性骨折。某些关节的干骺端位于关节内，如髋关节和肩关节，骨内脓肿可能破裂进入关节，导致脓毒性关节炎。在新生儿和幼儿中，血管连接着干骺端和骨骺，脓液破裂进入邻近关节间隙更为常见。

（二）病原菌

各年龄组急性血源性骨髓炎的病原菌以金黄色葡萄球菌为主，占50%~90%，酿脓链球菌骨髓炎约占10%。近年来，社区获得性耐甲氧西林金黄色葡萄球菌已成为 AHO 的重要病原。其他重要致病菌包括酿脓链球菌（即 A 组链球菌）、肺炎链球菌、金氏杆菌（*Kingella Kingae*），酿脓链球菌骨髓炎在学龄前儿童发病率较高，肺炎链球菌是 3 岁以下儿童 AHO 的主要病原菌之一。

金氏杆菌是一种能在呼吸道内定植的兼性厌氧的革兰氏阴性菌，越来越多的研究表明它是 2 岁以下儿童骨关节感染的重要病原体。值得注意的是，金氏杆菌常在革兰染色过程中可耐受脱色过程，易被误认为革兰氏阳性菌。金氏杆菌常在儿童咽后部定植，且可通过密切接触在儿童中传播。这种病原菌引起的骨关节感染通常先发生上呼吸道感染。与其他致病菌感染的骨髓炎相比，金氏杆菌性骨髓炎临床表现不典型，侵袭性较低，症状较少，骨破坏小，也因此，常导致诊断延误。虽然金氏杆菌感染相对金黄色葡萄球菌和肺炎链球菌感染较为少见，但对于儿童 AHO 感染的经验性抗菌药物选择具有非常重要的影响。值得注意的是，克林霉素对金氏杆菌没有抗菌作用。

无乳链球菌（B 组链球菌）和革兰氏阴性菌几乎只存在于新生儿中。沙门菌是镰状细胞贫血伴骨髓炎患者最常见的致病菌。假单胞菌感染通常是由脚部穿孔造成的。无氧、革兰氏阴性和多种病原菌感染可在穿刺伤口或开放性骨折后产生。较少见的病原菌包括巴尔通体（猫抓病的病原）、布鲁氏菌和结核分枝杆菌。

二、药学监护相关的症状、体征与检查指标

（一）骨骼感染的症状

骨骼感染的早期症状可能不明显，尤其是在新生儿中。婴儿骨髓炎的最早症状之一是不能移动感染的肢体（假性麻痹）或肢体被动运动疼痛，或两者兼有。年龄较大的儿童经常出现发热、感染部位疼痛等症状以及拒绝运动受感染的肢体。可有非特异性全身症状，但不是主要症状。触诊可发现骨干部

存在强烈压痛,邻近关节的肌肉出现痉挛。关节通常处于轻微弯曲的舒适体位,但弯曲程度低于感染性关节炎。软组织肿胀、红斑和发热则通常是骨髓炎的晚期表现。几天后,偶尔会在附近的关节处形成无菌性积液,可与败血症性关节炎相鉴别。

儿童急性血源性骨髓炎最常累及长骨,最常见的受累部位是股骨下段和胫骨上段干骺端,其次是股骨近端干骺端、桡骨及肱骨远端干骺端。扁平骨感染最常见于骨盆和跟骨。

(二)特殊临床情况

1. **新生儿骨髓炎** 对新生儿进行骨髓炎诊断需要更谨慎。患有骨感染的新生儿通常没有发热和其他全身症状。症状可能仅限于四肢移动困难和烦躁不安。诱因包括早产、前驱感染和存在血管内置管。金黄色葡萄球菌、B 组链球菌和肠源性革兰氏阴性菌是最重要的病原菌,还必须考虑念珠菌感染的可能,尤其是那些曾接受过抗生素治疗和放置过血管内导管的早产儿。新生儿更容易患多灶性疾病,且脓液更易流至邻近关节,导致相关的败血症性关节炎。

2. **盆腔骨髓炎** 盆腔骨髓炎往往较难诊断。大多数患者出现发热、跛行或难以负重的症状,且疼痛多集中在大腿、腹股沟或臀部。

3. **儿童镰状细胞贫血骨髓炎** 无菌性骨梗死在儿童镰状细胞贫血中很常见。它的体征、症状和影像学变化与急性骨髓炎的症状相似。沙门菌属是镰状细胞患者最常见的骨感染病原,其次是金黄色葡萄球菌。

4. **椎体骨髓炎和椎间盘炎** 椎体骨髓炎和椎间盘炎是两个不同的疾病,患者可出现类似的症状,诸如背痛、跛行,或拒绝负重。儿童椎体骨髓炎占骨髓炎的 1%~2%,常见于年龄较大的儿童和青少年,他们起病时通常有发热,症状可能持续几个星期或几个月,腰骶部最常受累。金黄色葡萄球菌是该疾病常见的致病菌。椎间盘炎最常见于 5 岁以下的儿童,他们的椎间盘供血丰富。这些患者很少有症状,发热也不常见。

儿童骨髓炎存在其他基础疾病或伴发疾病时的常见致病菌见表 2-7。

表 2-7 儿童骨髓炎存在其他基础疾病或伴发疾病时的常见致病菌

基础疾病 / 伴发疾病	致病菌
镰状细胞贫血	沙门菌属
植入物	表皮葡萄球菌

续表

基础疾病/伴发疾病	致病菌
足部穿刺伤,免疫抑制	铜绿假单胞菌
免疫抑制	真菌
HIV感染,猫抓/咬伤	巴尔通体
口腔脓肿	厌氧菌
人或动物咬伤	多杀巴斯德菌

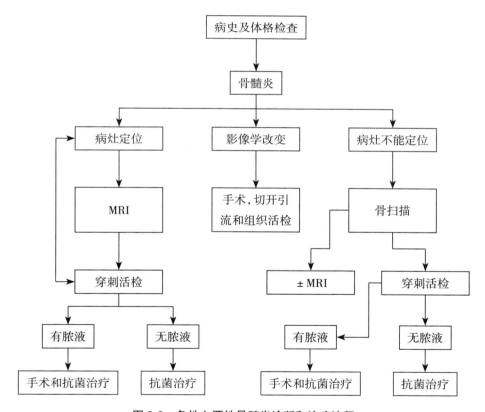

图 2-2 急性血源性骨髓炎诊断和治疗流程

注:本图译自 CHURCHILL J A, MAZUR J M. Ankle pain in children: diagnostic evaluation and clinical decision making. Journal of the American Academy of Orthopaedic Surgeons, 1995, 3(4): 183-193.

三、药物治疗方案和药物选择

（一）治疗目标

抗菌治疗的目标是清除病原菌、控制感染、预防远期不良预后。骨髓炎患者应尽早开始经验性抗菌药物治疗。抗菌药物选择要综合考虑感染类型、可能致病菌、培养和药敏结果的可及性、患者本身存在的疾病和抗菌药物特点。抗菌药物的关键参数是当地病原菌的耐药情况、骨组织的渗透性以及潜在的全身毒性。

（二）手术治疗

骨髓炎手术的必要性取决于患者的疾病严重度，在某种程度上取决于特定病原体的侵袭性程度。在病程早期出现蜂窝织炎的儿童中，单用抗生素治疗通常就足够了。如果在诊断性骨髓穿刺过程中出现脓液，或者超声或 MRI 检测到骨膜下或髓内脓肿，或者 X 线平片上有明显的骨损伤，则需要手术治疗。对已经接受药物治疗但没有迅速改善的患者，也应评估是否需要手术。手术引流和清创比机体防御机制能更快地清除炎症产物，可为抗生素渗透到感染部位和防止进一步骨坏死提供有利支持。脓肿的引流减少了致病菌的播散，坏死和无血管骨的清创消除了致病菌可持续存在的穿透性差的局部环境。任何在 X 线平片上有溶解性损伤的患者，除了需送细菌培养外，还应对骨组织进行活检，以进行病理切片和特殊染色，以排除其他病理过程，如恶性肿瘤，并评估是否有异常生物，如真菌。

（三）药物治疗

如果可能，骨髓炎的初步抗生素治疗应以从骨髓穿刺中获得的革兰染色标本为依据，但不能过分依赖血或骨培养结果。在缺乏这些培养报告的情况下，必须根据儿童的年龄和潜在合并疾病，针对可能的病原体进行经验性治疗，各年龄组常见骨髓炎病原菌见表 2-8。由于金黄色葡萄球菌是急性血源性骨髓炎（AHO）的主要致病菌，所有年龄组的经验性治疗都应覆盖葡萄球菌。在社区获得性耐甲氧西林金黄色葡萄球菌（CA-MRSA）出现前，萘夫西林、苯唑西林或第一代头孢菌素是金黄色葡萄球菌覆盖的首选抗生素。目前，在选择经验性治疗方案之前，了解当地 CA-MRSA 阳性率是很重要的。当流行病学研究显示当地金黄色葡萄球菌对甲氧西林的耐药率超过 10% 时，应首先使用克林霉素或万古霉素，而不是 β- 内酰胺类抗菌药物。一些研究已经证明克林霉素治疗骨髓炎的有效性。然而，某些金黄色葡萄球菌菌株可能对该药产生耐药性,当病原菌对克林霉素的耐药率超过 10% 时,则不宜选用克林霉素,而应使用万古霉素,不能排除金氏杆菌感染时,还应加用第三代头孢菌素如头孢曲松。

表2-8 不同年龄组儿童骨髓炎常见致病菌

年龄	不满28天	28天~5岁	5岁及以上
常见致病菌	金黄色葡萄球菌 B 组链球菌(酿脓链球菌) 肠源性革兰氏阴性菌(大肠埃希菌、催产克雷伯菌) 念珠菌属	金黄色葡萄球菌 酿脓链球菌 肺炎链球菌 金氏杆菌	金黄色葡萄球菌 酿脓链球菌

万古霉素和克林霉素对 A 组链球菌和肺炎链球菌引起的大多数 AHO 也有效。金氏杆菌对大多数 β- 内酰胺类抗菌药物、第二代头孢菌素和第三代头孢菌素敏感,B 型流感嗜血杆菌对第二代头孢菌素和第三代头孢菌素敏感。在新生儿中,葡萄球菌和 B 组链球菌是主要的病原体,但经验性治疗方案还必须覆盖肠道革兰氏阴性菌。合适的初始治疗方案包括抗葡萄球菌药加上第三代头孢菌素或氨基糖苷类。对于 5 岁以下的儿童,应采用覆盖金黄色葡萄球菌、金氏杆菌和肺炎链球菌的治疗方案,可使用万古霉素联合第三代头孢菌素的治疗方案。对免疫功能低下或有潜在疾病的儿童,需要更广谱的抗菌药治疗。如果怀疑假单胞菌感染,可使用抗假单胞菌的青霉素类药物联合氨基糖苷类或头孢吡肟。

当获得阳性细菌培养结果,则再根据药敏报告选择药物。甲氧西林敏感金黄色葡萄球菌(MSSA)感染,可选择萘夫西林、苯唑西林或第一代头孢菌素。头孢唑林和其他头孢菌素在骨组织中可达到有效浓度,给药方便,且通常耐受性更好。万古霉素可用于治疗耐甲氧西林金黄色葡萄糖球菌(MRSA)骨髓炎,尤其是当患者病情危重或对克林霉素不敏感时。需要注意的是,已有研究发现万古霉素常用剂量40mg/(kg·d)不能获得有效的药物效应(AUC/MIC ≥ 400)。因此,成人 MRSA 感染性骨髓炎推荐万古霉素谷浓度水平保持在 15~20mg/L 以获得更好的骨组织渗透性,减少致病菌耐药的发生。为了获得该浓度水平的谷浓度,万古霉素在儿童患者的使用剂量应至少为 60mg/(kg·d),但更高剂量水平的万古霉素应用的安全性资料仍非常有限。克林霉素也是 MRSA 骨髓炎感染的治疗选择,该药在骨组织的浓度非常高,并且该药兼有静脉制剂和口服剂型。需要注意的是,克林霉素是林可酰胺类抗生素,与大环内酯类抗生素类似,红霉素耐药且克林霉素敏感的致病菌感染使用克林霉素治疗可能出现耐药,可通过使用双纸片扩散法(D-test)检测。D-test 结果阳性时,说明出现了克林霉素耐药,使用克林霉素治疗的失败率上升。此时,则不宜选择克林霉素治疗。

当致病菌对万古霉素中介或耐药,或患者无法使用万古霉素或克林霉素时,利奈唑胺和达托霉素也可用于治疗 MRSA 骨髓炎。儿童骨髓炎使用利奈唑胺和达托霉素治疗的临床证据有限,这两种药不推荐用于经验性治疗。达托霉素是脂肽类抗生素,对敏感或耐药性革兰氏阳性菌有杀菌作用,它在儿童患者的临床应用证据有限,在成人骨髓炎患者使用临床有效率达 90%。达托霉素可渗透进生物膜,在慢性骨髓炎患者可考虑选用;但是,如果骨髓炎患者合并肺炎,由于达托霉素可被肺泡表面活性物质灭活而不推荐使用。利奈唑胺是噁唑烷酮类抗生素,对 MRSA 和其他革兰氏阳性菌有抑菌作用,它在骨骼中可达到有效浓度,静脉和口服生物利用度相当。该药被批准用于儿童,包括新生儿患者,研究报道该药治疗儿童骨髓炎安全有效。

革兰氏阴性菌金氏杆菌感染,可用第二代或第三代头孢菌素治疗,还可选用青霉素、氨苄西林、大环内酯类或环丙沙星。沙门菌感染的一线用药为氨苄西林,耐药菌感染需选用第三代头孢菌素(头孢噻肟、头孢曲松);氟喹诺酮类药物可用于 β- 内酰胺类抗菌药物过敏的骨髓炎患者或口服降阶梯治疗。铜绿假单胞菌不是儿童骨髓炎的常见致病菌,一旦确诊,应尽快使用具有抗铜绿假单胞菌活性的抗菌药,如头孢他啶、头孢吡肟、哌拉西林 / 他唑巴坦以及碳青霉烯类药物;多重耐药菌或严重感染病例,则需考虑在此基础上联用氨基糖苷类药物。

未培养出致病菌或培养结果为阴性时,应根据年龄组最常见的致病菌(通常是金黄色葡萄球菌)继续治疗,最好是用单一抗菌药开始经验治疗。如果临床疗效不佳,应怀疑可能为不常见的致病菌,需考虑其他药物治疗或联合用药,同时进行临床评估以查找原因。在 3 岁以下细菌培养阴性的儿童中,应高度怀疑金氏杆菌感染的可能。

抗菌药物治疗的整个疗程可通过中心静脉导管或外周中心静脉导管(PICC)经静脉给药。另一个常见的选择是在临床情况稳定和必要的外科手术完成后,开始静脉给药,然后给予口服药物。静脉抗菌治疗天数与临床预后的关联性研究结果存在差异,建议应根据临床情况决定何时从静脉给药转为口服药物治疗。当患者体温正常、临床症状好转、炎症指标(C反应蛋白、红细胞沉降率)下降时,可将静脉给药转为口服给药。选择静脉还是口服给药取决于患者的特定情况,要考虑到感染部位、范围和严重程度等因素,以及患者对口服给药治疗的耐受性和依从性。在静脉 - 口服序贯方案中,口服抗生素的剂量是轻度感染治疗剂量的2~3倍,最好是通过测量血清药物浓度来监测口服抗生素的吸收和依从性。

急性骨髓炎的抗菌治疗总疗程目前尚无定论,疗程取决于临床症状、患者年龄、感染部位、感染的致病菌、严重程度、临床疗效和实验室炎症指标。急性骨髓炎通常建议抗菌药物应持续使用4~6周,在严重感染或免疫功能受损的患者中需要延长治疗疗程;3周或更短的疗程导致复发或复发的可能性更大。慢性骨髓炎患者的抗菌药物治疗可长达6~12个月。每名患者必须进行个体化评估,综合临床治疗起效时间、是否进行了手术清创、C反应蛋白或红细胞沉降率的正常化以及影像学检查结果。

(四)并发症和预后

急性血源性骨髓炎最常见的并发症是慢性或复发性骨髓炎,其发生率不到5%。慢性骨髓炎的发展更常见于非血源性骨髓炎之后,特征是骨坏死。治疗主要是外科手术,辅以长期使用抗生素。慢性骨髓炎患者应进行骨活检、病理学检查和细菌培养,以排除慢性复发性骨髓炎、朗格汉斯细胞组织细胞增生症、原发性骨肿瘤和其他恶性肿瘤。

急性血源性骨髓炎还可发生病理性骨折,但很少见。如果涉及到生长板,有导致骨长度异常的风险。一般而言,儿童急性骨髓炎有效治疗后预后良好。

四、药学监护要点

骨髓炎患者需要较长时间的抗菌药物治疗,在治疗过程中进行密切监测非常重要。一旦开始抗菌药物治疗,临床症状和体征应该在48~72小时有所改善。对患者的临床反应和实验室检测结果的变化进行监测,尤其是致病菌尚未明确、出现药品不良反应或者不确定门诊患者对治疗的依从性时。临床疗效对应的实验室指标包括:细菌培养和药敏结果、炎症标记物的改善(如红细胞沉降率、C反应蛋白)情况以及白细胞数量下降情况。对培养结果阳性的患者,应重复进行血培养,确保病原菌的清除。在门诊接受治疗的患者应每周随访,监测C反应蛋白水平和治疗相关毒性。有效抗菌药物治疗4~6周后,临床症状、体征改善以及实验室指标正常则表明治疗成功。

使用β-内酰胺类抗菌药物治疗的患者常见不良反应包括腹泻和胃肠道不适，同时，应监测患者是否出现皮疹或其他过敏反应（如荨麻疹）。克林霉素可引起胃肠道不适、恶心、腹泻，甚至进展至假膜性小肠结肠炎，如出现严重腹泻或血性大便则需警惕假膜性小肠结肠炎。接受万古霉素治疗的患者应每周监测肾功能，治疗开始阶段应注意是否出现红人综合征。如果出现红人综合征，可延长万古霉素输注时间（2小时），同时在输注前使用抗组胺药。使用达托霉素的患者应定期监测血肌酸激酶水平，发生横纹肌溶解与该药在血中的浓度水平上升有关。使用利奈唑胺超过2周的患者需要注意，该药具有用药时长相关性不良反应，如血小板减少、周围神经病、视神经炎等。因此，在使用利奈唑胺2周以后应每周检测全血细胞计数，用药超过4周应考虑行眼科检查。

案例分析

案例：患儿A，男，15岁，体重40kg，因"右大腿近端疼痛伴体温升高5天"入院。患者入院5天前，无明显诱因出现右大腿中上段疼痛，伴发热、咳嗽，最高体温40℃。于当地就诊，胸片提示双肺炎症，给予头孢孟多、替考拉宁抗感染治疗，发热未见明显改善，仍波动在38~41℃，行髋关节穿刺检查后右大腿近端出现肿胀，以"右股骨骨髓炎"收入医院骨科。患者自入院以来，神志尚清，精神尚佳，未进饮食，大小便正常，近3个月体重未见明显减轻。既往体健，无慢性病史，无外伤史，否认食物和药物过敏史。大腿中上段肿胀，X线片提示骨髓炎，核磁扫描结果示右股骨骨髓炎伴周围软组织水肿，髋关节和附近软组织脓肿。患者入院后医师经验性给予头孢替安1g，q12h.抗感染治疗。入院第2日患者病情无好转，血培养示革兰氏阳性球菌。请临床药师会诊，考虑如何进一步改进治疗策略。

分析：①骨髓炎在进行抗菌药物治疗之前应送微生物培养，骨关节感染经验治疗选用针对金黄色葡萄球菌感染，且在骨关节腔内药物浓度高、细菌对之不易产生耐药性的抗菌药物。②经过详细询问患者病史，对患者既往的治疗进行分析，考虑患者入院前给予头孢孟多、替考拉宁治疗无效，不排除给药剂量不足、疗程短以及未覆盖耐药菌等原因。③因患者本次入院血培养示革兰氏阳性球菌，血培养结果示MRSA，故临床药师建议医师将抗菌药物方案调整为头孢唑林 1.5g、i.v.、q8h.，联合万古霉素 0.5g、i.v.、q8h.。万古霉素联合头孢唑林可使葡萄球菌血症的发病率和病死率的风险显著降低。因此，临床药师建议给予头孢唑林联合万古霉素，降低治疗失败的风险。④万古霉素在组织中扩散性很差，个体差异大，需要监测万谷霉素谷浓度以提高疗效，避免肾毒性。

（朱逸清　张俊琦　李　琴　俞　蕙　陆国平

李智平　翟晓文　徐　虹）

参 考 文 献

[1]《中华儿科杂志》编辑委员会,中华医学会儿科学分会呼吸学组,中华医学会儿科学分会急救学组,等. 儿童医院获得性肺炎管理方案(2010 版). 中华儿科杂志,2011,49（2）:106-115.

[2] 陆国平,程晔. 2012 版儿童严重脓毒症与脓毒性休克治疗国际指南解读. 中国小儿急救医学,2013,20(1):4-8.

[3] 万古霉素临床应用剂量专家组. 万古霉素临床应用剂量中国专家共识. 中华传染病杂志,2012,30(11):641-646.

[4] 申昆玲,黄国英. 儿科学. 北京:人民卫生出版社,2016.

[5] 秦嫣然,刘成军. 万古霉素血药浓度监测的临床意义及应用. 儿科药学杂志,2018,24（5）:54-58.

第三章 新生儿疾病药物治疗的药学监护

第一节 新生儿高胆红素血症

一、疾病简介

新生儿高胆红素血症(hyperbilirubinemia)是由于多种原因导致的血清胆红素升高,主要表现为黄疸(jaundice),引起皮肤和巩膜变黄。新生儿血清胆红素超过85.5μmol/L,即可出现肉眼可见的黄疸。约有50%的新生儿出现黄疸,大多数为生理性黄疸,通常在出生后2~4天出现,4~6天为高峰期,大部分在1~2周后自发消退。少数为病理性黄疸,甚至导致胆红素脑病(核黄症),造成永久性的神经损害,甚至危及患儿生命。

新生儿黄疸发生率高主要与新生儿胆红素代谢特点有关:①胆红素生成量增加;②胆红素结合和转运能力不足;③胆红素在肝脏的代谢和排泄不足;④肝肠循环增加胆红素的重吸收。

新生儿高胆红素血症主要病因:

1. 新生儿溶血病　主要是母婴血型不同导致新生儿血型不合溶血病,发生严重的高胆红素血症。常见为母婴ABO血型不合和Rh血型不合溶血病。

2. 感染性因素　宫内感染可引起新生儿肝炎,产时或产后感染引起败血症、尿路感染等,常发生高胆红素血症。

3. 先天因素　红细胞膜缺陷导致先天性红细胞增多症、红细胞酶缺陷、血红蛋白病、先天性肠道闭锁、Crigler-Najjar综合征(先天性尿苷二磷酸葡糖醛酸转移酶缺乏)、Gilbert综合征(先天性非溶血性未结合胆红素增高症)、先天性代谢性缺陷病等。

4. 母乳性因素　母乳喂养不足导致肝功能受损而使血清总胆红素增加;母乳中含有抑制肝脏胆红素结合的代谢物。

二、药学监护相关的症状、体征与检查指标

新生儿出生后应密切观察皮肤黄疸及动态变化,新生儿黄疸先从头面部开始,如黄疸向躯干和下肢发展,提示黄疸加重,需及时就医。同时观察新生儿精神状态。所有新生儿生后需每天监测经皮胆红素,根据监测结果决定是否可以从产科随母回家,及出院后随访方案。可根据 2004 年美国儿科学会(AAP)指南对新生儿黄疸的监测与评估的指导意见进行监护,见表 3-1。

表 3-1　胎龄 35 周以上新生儿黄疸的监测与评估

指征	检查和评估
生后 24 小时内出现黄疸	监测血清总胆红素(TSB)和 / 或经皮胆红素(TcB)
黄疸程度超过新生儿日龄	监测 TSB 和 / 或 TcB
正在接受光疗或 TSB 迅速升高,病史及体格检查不能解释	血型和 Coomb's 试验(如果不能通过脐带血获得) 全细胞计数和涂片,直接和间接胆红素 有条件检查网织红细胞计数、葡萄糖 -6- 磷酸脱氢酶(G-6-PD)和呼出气一氧化碳(ETCO$_C$) 根据出生时间和 TSB 水平在 4~24 小时内复查 TSB
TSB 超过换血水平或对光疗无反应,或直接(或结合)胆红素水平升高	检查网织红细胞计数、G-6-PD 和 ETCO$_C$ 尿液分析和培养,根据病史和体格检查,评估败血症
生后 3 周或 3 周以上出现黄疸	TSB 和直接(或结合)胆红素水平 如果直接胆红素升高,评估胆汁淤积的原因 评估新生儿甲状腺和半乳糖血症的检查结果,并评估婴儿甲状腺功能减退的体征或症状

三、治疗方案和药物选择

新生儿高胆红素血症的治疗目标是降低严重高胆红素血症和胆红素脑病的发生率,防止高浓度血清胆红素引起的神经毒性和死亡。目前新生儿高胆红素血症的治疗措施包括光疗、换血和药物治疗。

(一)治疗原则

1. 根据血清胆红素水平,对照光疗标准、换血标准,例如我国 2014 年《新

生儿黄疸干预推荐方案》、美国儿科学会（AAP）2004年指南推荐的胆红素曲线图，结合患儿的校正胎龄、日龄、体重、高危因素（同族免疫性溶血、G-6-PD缺陷、窒息、精神萎靡、体温不稳定、败血症、代谢性酸中毒、低蛋白血症等），评估高胆红素血症的危险程度是属于低度危险、中度危险还是高度危险范围，判断是否进行光疗、换血。注意干预标准中使用的是总胆红素还是直接胆红素。

2. 如果患儿有急性胆红素脑病表现，出现肌张力高、角弓反张、发热、哭声高尖等，须立即换血。

换血主要用于重症母婴血型不合溶血病。测胆红素/清蛋白（B/A）值评估胆红素脑病的危险因素。换血前静脉输注25%白蛋白（1g/kg）有助于增加胆红素换出量，但其可使血容量暂时增加，充血性心力衰竭或严重贫血的患儿不宜使用。

3. 对于正在光疗但未达到换血指征的患儿，如果黄疸程度重、进展快，必要时给予血浆或白蛋白以减少游离胆红素通过血-脑屏障的危险性。

4. 对于有发生胆红素脑病高危因素的早产儿，应予以更早期的预防性光疗。如患儿未达光疗标准，密切观察，必要时开始光疗。

5. 胆汁淤积型黄疸需特殊治疗。伴有其他原发疾病，例如胆管或消化道畸形或遗传代谢疾病的新生儿黄疸需进行专门治疗。

（二）药物选择

1. 苯巴比妥　苯巴比妥是肝药酶的诱导剂，可增加葡萄糖醛酸转移酶（UDP-glucuronosyltransferase，UGT）活性，从而增强肝细胞对胆红素的摄取和清除能力，降低血清胆红素水平。适应证：①有高胆红素血症家族史的新生儿，由于苯巴比妥在口服2~3天后才明显起效，且新生儿黄疸高峰多出现在第4~6天，建议出生后1~3天给药；②苯巴比妥可增加胆小管的胆汁流量，可用于新生儿溶血症、G-6-PD缺陷症、继发胆汁黏稠的高结合胆红素血症的辅助治疗。用法与用量：口服剂量为5~10mg/(kg·d)，分2~3次服用，持续3~5天；或肌内注射10mg/kg，每天1次。

2. 静脉注射用人免疫球蛋白　静脉注射用人免疫球蛋白（intravenous immune globulin，IVIg）可以封闭巨噬细胞的Fc受体，阻断Fc受体与致敏红细胞的相互作用，减少红细胞破坏，进而减少胆红素的生成，主要用于母婴血型不合溶血病的新生儿黄疸，对于强光疗后血清胆红素仍然升高的，推荐给予静脉IVIg，0.5~1g/kg，持续输注4~8小时，如必要，在12小时后重复。注意，只能减轻溶血，不能直接降低体内已有的胆红素水平，因此，需要联合应用光疗。

3. 白蛋白　白蛋白与血浆游离胆红素结合，使之不能透过血脑屏障，减少胆红素脑病的发生，并能加快胆红素转运，降低血浆未结合胆红素的水平。适应证：①严重高胆红素血症时，换血前给予白蛋白，可降低胆红素入脑的风险，减少光疗时间；②蓝光照射时，联合白蛋白，可有效降低血清胆红素水平。用法用量：白蛋白 1g/kg，静脉滴注。

4. 金属卟啉　金属卟啉类药物，如锌 - 原卟啉和锡 - 原卟啉，是通过竞争性地抑制血红素加氧酶而抑制血红素转变为胆绿素，从而减少胆红素生成。研究表明金属卟啉可以有效降低胆红素水平，减少光疗或换血的频率。锡 - 原卟啉已经被美国 FDA 批准使用，对 ABO 血型不合或 G-6-PD 缺乏及不适合使用血液制品的患者疗效显著。

5. 微生态制剂　益生菌可通过抑制肠道中 β- 葡萄糖醛酸酶的活性阻断肝肠循环，减少胆红素的重吸收。中华预防医学会微生态学分会儿科学组推荐双歧杆菌三联活菌制剂和酪酸梭菌二联活菌制剂用于新生儿黄疸的辅助治疗。考虑光疗即可开始口服辅助治疗，特别是采用配方奶喂养的新生儿，双歧杆菌三联活菌散，口服，每次 0.5g，3 次 /d。

6. 氯贝丁酯　氯贝丁酯可以通过诱导肝脏 UGT1A1，促进未结合胆红素转化为结合胆红素的能力，加快胆红素清除。研究显示，氯贝丁酯治疗新生儿黄疸时，剂量 50mg/kg 给药 24 小时后可以明显降低血清胆红素峰值和持续时间，减少光疗时间。氯贝丁酯治疗 G-6-PD 缺陷症和非溶血性黄疸，剂量 100mg/kg 口服给药，可有效降低血清总血红素水平，未见明显不良反应。

7. 其他　国内报道蒙脱石散可以吸收肠道中未结合胆红素，阻断胆红素的肝肠循环，减少胆红素肠道吸收；胃肠动力药如西沙必利等，可以促进胃肠蠕动，加速胆红素的排泄，但其疗效和安全性还需要大型临床研究进一步确认。

（三）特殊疾病的治疗

1. G-6-PD 缺乏症是新生儿高胆红素血症和核黄疸的重要原因。G-6-PD 酶活性缺乏导致胆红素生成增加和胆红素结合能力不足。

治疗：①积极治疗高胆红素血症，防止胆红素脑病的发生，达到光疗标准者应给予光疗，注意补充维生素 B₂，保证足够的液体，达到换血时予以换血，溶血严重出现茶色尿者应同时使用碳酸氢钠碱化尿液；②贫血较轻者，不需要输血,去除诱因后 1 周内大多自行停止,注意发生溶血危象,严重者可输 G-6-PD 正常的红细胞 1~2 次,同时密切注意肾功能;③原发病治疗,如新生儿败血病抗感染;④对症治疗;⑤新生儿出生后避免接触樟脑丸、熊胆、黄连、珍珠粉等诱因,母亲哺乳前禁止服用氧化剂类药物或进食蚕豆。

2. 胆汁淤积综合征(高结合胆红素血症)　高结合胆红素血症是肝胆功能障碍的表现,常出现于出生 1 周后,多为病理性疾病。胆酸减少可致患儿脂肪泻、生长发育迟缓以及维生素缺乏症。

治疗①病因治疗:针对有些病因所致的胆汁淤积(如感染)进行治疗。②对症治疗:脂肪泻时可给予脱脂奶粉;脂溶性维生素缺乏时,给予适量补充。③利胆药:体重 < 3kg 者 3ml/ 次,2~3 次 /d。熊去氧胆酸:10mg/kg,2 次 /d,口服。苯巴比妥,1.5~2.5mg/kg,2 次 /d,口服。

3. 母乳性黄疸　通常发生于纯母乳喂养或以母乳喂养为主的新生儿,足月儿多见,以未结合胆红素升高为主,发生率占出生 4~7 天新生儿黄疸患儿的 49.25%。母乳性黄疸常分为早发型和迟发型,早发型在出生后 2~4 天,迟发型在出生后 4~7 天,常紧接生理性黄疸之后,也可能在生理性黄疸减轻后加重。发病机制尚未完全阐明,可能是新生儿肠道内 β- 葡萄糖醛酸苷酶(β-GD)增加所致,β-GD 可以分解结合胆红素,增加游离胆红素的肝肠循环,增加血清胆红素。

治疗:①监测胆红素。②继续母乳喂养。③高胆红素血症明显时,根据情况可考虑光疗。④药物治疗:双歧杆菌乳杆菌三联活菌片 0.25g/ 次,2 次 /d。

四、药学监护要点

1. 对所有出生新生儿监测经皮胆红素水平(TcB),根据监测结果制定随访方案。如果出现黄疸,监测血清总胆红素(TSB),并告知家长如何观察新生儿黄疸。

2. 确定新生儿是否患有急性胆红素脑病的早期迹象或是否被定为高风险,对高危人群的血清胆红素水平应给予特别关注和密切监测,包括可能的溶血性疾病、早产或低体重、严重感染(败血症)、缺氧、酸中毒、体温过低、低蛋白血症、喂养困难等。

3. 苯巴比妥有中枢神经抑制作用,可引起新生儿嗜睡、反应差等不良反应,建议谨慎使用。

4. 使用人血白蛋白注意事项:①白蛋白输注时,密切监测患儿是否有过敏反应；②输注白蛋白导致结合胆红素增高，光疗时注意青铜症；③白蛋白具有扩容作用，以增加心脏负荷，需使用输液泵控制用量和滴速，监测患儿心肾功能。

5. 轻度黄疸无须光疗者不使用 IVIg；达到光疗水平者先进行光疗，如果黄疸程度重、进展快，则光疗结合 IVIg；如若 TSB 水平仍上升且达到换血水平应首先予以换血治疗。

6. 进行药物治疗时，应密切监测患儿疗效指标和可能发生的不良反应，做好防治措施。

第二节　新生儿感染性疾病

感染性疾病仍是引发新生儿患病率和病死率升高的主要原因。细菌和病毒是最常见的病原体，其次为真菌、原虫、螺旋体等。TORCH 是弓形虫（toxoplasma）、其他病原、风疹病毒（rubella virus，RV）、巨细胞病毒（cytomegalovirus，CMV）和单纯疱疹病毒（herpes simplex virus，HSV）英文字头的组合，是引起宫内感染的常见病原体。近年来，梅毒、细小病毒 B_{19}（parvovirus B_{19}）、乙型肝炎病毒、解脲支原体（ureaplasma urealyticum）、人类免疫缺陷病毒等感染逐渐增多，这些病原体也成为宫内感染的常见病原体。

新生儿感染可发生在出生前、出生时或出生后。①出生前感染：病原体经母亲血液透过胎盘感染胎儿是最常见的途径，又称宫内感染。宫内感染主要是病毒引起的慢性感染，可导致流产、死胎、死产、胎儿宫内发育迟缓、先天性畸形及婴儿出生后肝脾肿大、黄疸、贫血、血小板减少以及神经系统受损等多器官损害。此外，母亲生殖道病原体上行性感染羊膜囊，胎儿吸入污染的羊水，或羊膜囊穿刺等有创性操作而又消毒不严时也可导致胎儿感染。②出生时感染：胎儿吸入产道中污染的分泌物或血液中的病原体；胎膜早破、产程延长、分娩时消毒不严或经阴道采胎儿头皮血等有创操作、产钳助产损伤等均可使胎儿感染。③出生后感染：较上述两种感染更常见，病原体可通过皮肤黏膜创面、呼吸道、消化道及带菌的家庭成员、医护人员接触传播。其中，与携带病毒的母亲密切接触是新生儿生后感染最重要的途径。另外，消毒不严的各种导管和仪器也可造成医源性感染。

一、新生儿败血症

（一）疾病简介

1. 定义 新生儿败血症（neonatal septicemia）是指病原体侵入新生儿血液循环，并在其中生长、繁殖、产生毒素而造成的全身性炎症反应。常见的病原体为细菌，也可为真菌、病毒或原虫等。新生儿败血症仍然是威胁新生儿生命的重大疾病，发病率为 4.5‰~9.7‰。根据发病时间，新生儿败血症又分为早发败血症（early-onset sepsis，EOS）和晚发败血症（late-onset sepsis，LOS）。EOS 一般发病时间 ≤ 3 日龄，LOS 一般 > 3 日龄。本部分主要阐述细菌性败血症（bacterial sepsis）。

2. 病原菌 细菌谱因地区不同而有差异，在西方发达国家或地区，EOS常见的病原为 B 组溶血性链球菌（group B streptococcus，GBS，又称无乳链球菌）及大肠埃希菌，而国内则以肠杆菌属为主（如大肠埃希菌），但近年来 GBS 有逐渐增多的趋势，李斯特菌虽然检出率不高，但其致死率及并发症发生率极高；对于 LOS，国外以凝固酶阴性葡萄球菌（coagulase-negative staphylococcus，CNS）主要是表皮葡萄球菌为最多，多见于早产儿，尤其长期动脉或静脉置管者。国内 LOS 除 CNS 外，金黄色葡萄球菌主要见于皮肤化脓性感染，气管插管机械通气患儿以革兰氏阴性菌如铜绿假单胞菌、肺炎克雷伯菌、沙雷菌等多见。

（二）药学监护相关的症状、体征与检查指标

1. 常见症状及体征 一般表现为反应差、嗜睡、发热或体温不稳、拒绝饮食、不哭、体重不增等症状。出现以下表现时应高度怀疑败血症：①黄疸，有时是败血症的唯一表现，表现为黄疸迅速加重或退而复现；②肝脾肿大，出现较晚，一般为轻至中度肿大；③出血倾向，皮肤黏膜瘀点、瘀斑，针眼处渗血不止，消化道出血、肺出血等；④休克，面色苍灰，皮肤呈大理石样花纹，血压下降，少尿或无尿，硬肿症出现常提示预后不良；⑤其他，呕吐、腹胀、中毒性肠麻痹、呼吸窘迫或暂停、青紫；⑥可合并肺炎、脑膜炎、坏死性小肠结肠炎、化脓性关节炎和骨髓炎等。具体见表3-2。

2. 检查指标 非特异性血液检查如下。

（1）白细胞计数：采血时间一般应等到 6 小时龄以后（EOS）或起病 6 小时以后（LOS），白细胞计数为 6 小时龄~3 日龄 ≥ 30×10^9/L，≥ 3 日龄为 ≥

$20 \times 10^9/L$，或任何日龄 $< 5 \times 10^9/L$，均提示异常。该项指标在 EOS 中诊断价值不大，白细胞计数减少比增高更有价值。

表 3-2　新生儿败血症的常见临床表现

系统	临床表现
全身	发热,体温不稳,反应差,喂养差,水肿,阿普加(Apgar)评分低,面色苍白,四肢发凉
消化系统	黄疸,腹胀,呕吐或胃潴留,腹泻及肝脾肿大
呼吸系统	呼吸困难,呼吸暂停,发绀等;早发败血症常以呼吸暂停或呼吸窘迫为首要表现
循环系统	心动过速、过缓,皮肤大理石样花纹,低血压或毛细血管充盈时间 > 3 秒
泌尿系统	少尿及肾功能衰竭
血液系统	出血,紫癜

（2）不成熟中性粒细胞（包括早、中、晚幼粒细胞和杆状核细胞）/ 总中性粒细胞（immature/total neutrophil, I/T）：出生至 3 日龄 I/T ≥ 0.16 为异常，≥ 3 日龄者 ≥ 0.12 为异常。I/T 可能在 25%~50% 无感染患儿中升高，故仅有该项升高，诊断新生儿败血症的证据不足，但其阴性预测值高达 99%。

（3）C 反应蛋白（C-reactive protein, CRP）：CRP 在感染后 6~8 小时升高，24 小时达到顶峰，当发生炎症时，首先募集白介素 -6，随后刺激释放 CRP，值可能不高，6 小时龄内 CRP ≥ 3mg/L 提示异常，6~24 小时龄 ≥ 5mg/L 提示异常，超过 24 小时龄 ≥ 10mg/L 提示异常。在生后或者怀疑感染后 6~24 小时以及再延 24 小时后连续 2 次测定，如均正常，对败血症（包括 EOS 以及 LOS）的阴性预测值达到 99.7%，可以作为停用抗菌药物的指征。

（4）降钙素原（PCT）：≥ 0.5mg/L 提示异常，通常在感染 4~6 小时开始升高，12 小时达到峰值，比 CRP 更快。3 日龄内降钙素原有生理性升高，参考范围应该考虑生后日龄。降钙素原在 EOS 和 LOS 中的指导价值不完全一样，在 EOS 疑似病例，降钙素原更多作为抗菌药物停药的指征，一般连续 2 次（间隔 24 小时）降钙素原值正常可考虑停用抗菌药物；而在 LOS 中降钙素原在诊断以及停药方面都有一定指导价值。

3. 诊断标准

（1）新生儿 EOS

1）疑似诊断为 3 日龄内有下列任何一项：①异常临床表现；②目前有绒毛膜羊膜炎；③早产 PROM ≥ 18 小时。如无异常临床表现，血培养阴性，间隔 24 小时的连续 2 次血非特异性检查小于 2 个项目阳性，则可排除败血症。

2）临床诊断为有临床异常表现，同时满足下列条件中任何一项：①血液非特异性检查≥ 2 项阳性；②脑脊液检查为化脓性脑膜炎改变；③血中检出致病菌 DNA。

3）确定诊断为有临床表现，血培养或脑脊液（或其他无菌腔液）培养阳性。

（2）新生儿 LOS：临床诊断和确定诊断均为＞ 3 日龄，其余条件分别同新生儿 EOS。

（三）药物治疗方案和药物选择

一旦怀疑败血症即应使用抗菌药物，然后根据血培养及药物敏感试验结果及其他非特异性检查结果，判断继续使用、换用还是停用。疑似 EOS 的新生儿即使暂时没有异常临床表现，在出生后应尽早用抗菌药物，依据围生期的高危因素及早产（不成熟）的程度，或有新生儿败血症表现，或母亲有绒毛膜羊膜炎。疑似 EOS 如在 2~3 日龄排除诊断，则必须停用抗菌药物；而 LOS 用抗菌药物既要考虑高危因素如插管等，也要考虑患儿的临床表现以及实验室检查数据。EOS 应用抗菌药物的指征主要依靠高危因素及临床医生对患儿临床表现的判断，实验室检查作为停抗菌药物的依据。

1. 抗菌药物的选择

（1）EOS：在血培养和其他非特异性检查结果出来前，经验性选用广谱抗菌药物组合，尽早针对革兰氏阳性（G^+）菌、革兰氏阴性（G^-）菌，常用青霉素 + 第三代头孢菌素作为一线抗菌药物组合。西方国家最常使用氨苄西林 + 氨基糖苷类，对 GBS 和李斯特菌有协同杀菌作用，但我国新生儿慎用氨基糖苷类，若药物敏感试验提示病原菌仅对该类药物敏感并取得家长知情同意的情况下可考虑使用且应进行血药浓度监测，但不作为首选和常规使用。

（2）LOS：在得到血培养结果前，考虑到 CNS 及金黄色葡萄球菌较多，经验性选用苯唑西林、萘夫西林（针对表皮葡萄球菌）或者万古霉素代替氨苄西林联用第三代头孢菌素。如怀疑铜绿假单胞菌感染则用头孢他啶。

2. 血培养阳性结果　原则上应根据药物敏感试验结果进行抗菌药物调整，如果经验性选用的抗菌药物不在药物敏感试验所选的范围内，临床效果好则继续用，否则改为药物敏感试验中敏感的抗菌药物种类。如果患儿已经进行经验性两联抗菌药物治疗，确认 GBS 感染后，因其对青霉素敏感，可以考虑停用另一种，使用青霉素。对李斯特菌一般选氨苄西林，对厌氧菌使用克林霉素或者是甲硝唑。对耐甲氧西林金黄色葡萄球菌（methicillin-resistant Staphylococcusaureus，MRSA）和 CNS，建议使用万古霉素或利奈唑胺，可考虑联用萘夫西林。万古霉素或利奈唑胺应作为新生儿败血症抗菌药物疗法的二、三线药物，应谨慎使用以防止产生耐药，使用万古霉素时应监测血药浓度。若为产 β 内酰胺酶的病原菌应采用碳青霉烯类抗菌药物如亚胺培南或美罗培南，怀疑或确诊合并脑膜炎，应避免用亚胺培南，因有引起惊厥的不良反应，可采用美罗培南代替。抗菌药物疗程 10~14 天，血培养持续阳性需要考虑换用抗菌药物。导管相关感染如血培养 G⁻ 菌、金黄色葡萄糖球菌或者真菌，则应拔除导管。

3. 并发脑膜炎的治疗　一般选用青霉素类 + 第三代头孢菌素，如果脑脊液培养金黄色葡萄球菌，用万古霉素或利奈唑胺。GBS 引发的脑膜炎通常疗程需要 14~21 天。G⁻ 菌则需要 21 天或者脑脊液正常后再用 14 天，少数有并发症（室管膜炎、脑炎、硬膜下积液等）者需要更长时间，铜绿假单胞菌需要使用头孢他啶或根据药物敏感试验调整，脆弱类拟杆菌需要甲硝唑。

4. 支持治疗　纠正电解质及酸碱失衡，对于感染性休克患儿，则应在用抗菌药物的同时，积极抗休克治疗。

（四）药学监护要点

1. 密切观察临床表现、血常规、各项炎症指标。

2. 密切观察血、痰等培养及药敏结果情况，以及其他类别病原菌检查结果，及时调整抗菌药物的使用。

3. 密切监测肝、肾功能，根据其变化及时调整抗菌药物使用剂量。在应用万古霉素过程中，药师应重点关注万古霉素稳态血药浓度是否达标及抗感染效果，待血药浓度达稳态后根据 TDM 结果进行剂量调整。一般于首次给药后的第 4 剂或 5 剂给药前 30 分钟测定谷浓度，给药后 1 小时测定峰浓度。当新生儿血药峰浓度超过 80μg/ml 或者谷浓度大于 30μg/ml 时患儿更容易发生不良反应。万古霉素治疗药物监测范围如表 3-3 所示。

4. 头孢菌素类抗菌药物：头孢曲松的蛋白结合率高，与胆红素竞争白蛋白结合位点，造成新生儿胆红素脑病的发生风险增加。

5. 初始抗生素的选择应考虑到新生儿的危险因素、临床条件和既往使用过何种抗生素治疗,同时还应考虑新生儿 ICU 院内感染的特殊病原菌和耐药菌。

6. 需要考虑特殊病原体感染的可能性,如真菌、某些特殊病毒等及存在免疫功能低下或免疫缺陷可能;还要警惕有无并发症或医源性感染灶存在。要审慎调整抗菌药物,强调因人而异,重复病原学检查。

7. 新生儿抗感染治疗常用静脉途径给药,由于足月儿和早产儿肾功能发育状态存在差异,需要注意两者的剂量差别,而且部分药品的剂量需按照出生后日龄调整。

表 3-3　万古霉素治疗药物监测谷浓度参考范围

	参考范围
MIC ≥ 1	15~20μg/ml
MIC < 1　MRSA 感染	10~15μg/ml
MIC < 1　凝固酶阴性葡萄球菌或肠球菌	5~10μg/ml

二、新生儿感染性肺炎

(一)疾病简介

新生儿感染性肺炎是新生儿常见疾病,是造成新生儿死亡的主要原因。可发生于产前、产时和产后,病原可以是细菌、病毒及原虫等。在围生期主要危险因素包括早产、胎膜早破等,非围生期危险因素包括与呼吸道感染的患者接触及其他途径感染等。

(二)药学监护相关的症状、体征与检查指标

1. 常见症状及体征　呼吸增快,呻吟,或呼吸暂停,体温不稳定。吸气时可观察到"三凹征"现象(胸骨上窝、锁骨上窝和肋间隙明显凹陷),肺部啰音,严重患儿可有呼吸衰竭、败血症表现,面色苍白或发绀,呼吸不规律。足月儿日龄较大者可有咳嗽、发热、呼吸急促等表现。

2. 检查指标

(1)实验室检查:血常规检测白细胞及中性粒细胞数目,血气分析观察酸中毒情况。

(2)X 线检查:通过胸部 X 线观察肺部病变,判断严重程度及病变部位,了解是否有其他肺部并发症的发生。

（3）病原学诊断：胃液细菌学检查可提示有无感染的可能，尤其是 GBS 和大肠杆菌阳性时。出生后 8 小时内气管分泌物涂片和细菌培养则有助于早发肺炎的病原学诊断。对疑有肺炎的患儿应作血培养，血培养阳性者进一步进行脑脊液培养。若疑为病毒、支原体等感染，则应进行相应病原学检查。

（三）药物治疗方案和药物选择

1. 呼吸道清理　为保证患儿呼吸道通畅，应快速清洁患儿口鼻的分泌物；经雾化疗法以及体位引流等操作，进行肺部物理治疗。

2. 纠正缺氧　对于发生低氧血症的患儿，轻者可及时采取鼻导管或者面罩等方式吸氧，重者可采用呼吸机进行治疗。

3. 应用抗生素　及时做痰培养，并根据药敏试验选用抗生素。产前或分娩过程中感染的肺炎，病原若为大肠埃希菌，则选择针对革兰氏阴性杆菌的抗生素。病原若为无乳链球菌，可选用青霉素。

4. 对症治疗　在通气功能改善后，纠正代谢性酸中毒。

（四）药学监护要点

1. 密切观察临床表现、血常规、各项炎症指标。

2. 密切观察血、痰等培养及药敏结果情况，以及其他类别病原菌检查结果，及时调整抗菌药物的使用。

3. 密切监测肝、肾功能，根据其变化及时调整抗菌药物使用剂量，同时需注意万古霉素等药物谷浓度。

4. 需接受长时间超广谱的联合抗菌药物治疗，应密切观察可能的药物不良反应，特别是二重感染的问题。

5. 阿莫西林较易引起皮疹等不良反应，应予以密切关注。

6. 肺部感染一般应在抗菌药物初始治疗 48 小时后作病情和疗效评估，重点观察呼吸症状、全身症状是否改善，胸片肺部病灶的吸收需时日。初始治疗 72 小时症状无改善或一度改善又恶化，应再次进行临床或实验室评估，确诊肺炎而初始治疗无效者可能是初始抗菌药物未能覆盖致病菌或抗菌药物浓度处于有效浓度之下或细菌耐药。

三、新生儿破伤风

（一）疾病简介

新生儿破伤风（neonatal tetanus）是由破伤风厌氧芽孢梭状杆菌侵入脐部，并产生痉挛毒素而引起以牙关紧闭和全身肌肉强直性痉挛为特征的急性感染性疾病。常在生后7天左右发病,故有"脐风""七日风""锁口风"之称。

破伤风杆菌广泛存在于土壤、尘埃和粪便中,为革兰氏阳性厌氧菌,其芽胞抵抗力强,在无光照射的土壤中可存活几十年,能耐煮沸60分钟,干热150℃1小时,5%石碳酸10~15小时。需高压消毒,用碘酒等含碘的消毒剂或其他消毒剂如环氧乙氨才能将其杀灭。如用该菌污染的器械断脐或包扎时破伤风杆菌即进入脐部,包扎引起的缺氧环境更有利于破伤风杆菌繁殖。其产生的痉挛毒素沿神经干、淋巴液等传至脊髓和脑干,与中枢神经组织中神经节苷脂结合,使后者不能释放抑制性神经介质(甘氨酸、氨基丁酸),引起全身肌肉强烈持续收缩。此毒素也可兴奋交感神经,引起心动过速、血压升高、多汗等。

(二)药学监护相关的症状、体征与检查指标

1. 常见症状及体征 潜伏期3~14天,多为4~7天,潜伏期与出现症状到首次抽搐的时间越短,病情愈重,病死率也愈高。早期症状为哭闹、口张不大、吸吮困难,如用压舌板压舌时,用力愈大,张口愈困难,有助于早期诊断。随后发展为牙关紧闭、面肌紧张、口角上牵、呈"苦笑"面容,伴有阵发性双拳紧握,上肢过度屈曲,下肢伸直,呈角弓反张状。呼吸肌和喉肌痉挛可引起青紫、窒息。痉挛发作时患儿神志清楚为本病的特点,任何轻微刺激即可诱发痉挛发作。经合理治疗1~4周后痉挛逐渐减轻,发作间隔时间延长,能吮乳,完全恢复约需2~3个月。病程中常并发肺炎和败血症。

2. 检查指标 周围血象:感染性血象,中性粒细胞计数增高;X线胸片:检查可明确有无继发肺部感染。

(三)药物治疗方案和药物选择

1. 止痉药 控制痉挛是治疗成功的关键。

(1)地西泮(安定):首选,2~3mg首剂缓慢静脉注射,痉挛好转后胃管内给药,轻度病例2.5~5mg/(kg·d),重度病例5~7.5mg/(kg·d),分6次使用,大剂量维持4~7日,痉挛减轻后延长给药间隔时间或减少剂量至逐渐停药。在这个范围内地西泮的使用安全有效。

(2)苯巴比妥钠:单独使用难以很好控制痉挛,需与地西泮交替使用。首次负荷量为15~20mg/kg,缓慢静脉注射;维持量为每日5mg/kg,单次注射。

(3)10%水合氯醛:剂量每次0.5ml/kg,胃管注入或灌肠,常作为发作时临时用药。

2. 破伤风抗毒素或破伤风免疫球蛋白 抗毒素只能中和游离破伤风毒

素,对已与神经节苷脂结合的毒素无效,因此,越早用越好。破伤风抗毒素(TAT)1 万 ~2 万 IU 肌内注射或静脉滴注,用前须做皮肤过敏试验。破伤风免疫球蛋白(TIG)500IU 肌内注射,TIG 血浓度高,半衰期长达 30 天,且不会发生过敏反应,但价格较昂贵。

3. 抗生素　青霉素每日 20 万 U/kg,或头孢菌素、甲硝唑,静脉滴注,7-10天,可杀灭破伤风杆菌。

4. 消毒　严格执行新法接生完全可预防本病。一旦接生时未严格消毒,须在 24 小时内将患儿脐带远端剪去一段,并重新结扎、消毒脐蒂处,同时肌内注射 TAT1 500~3 000IU,或注射 TIG 75~250U。

5. 护理　将患儿置于安静、避光的环境,尽量减少刺激以减少痉挛发作。痉挛期应暂禁食,必须的操作如测体温、翻身等尽量集中进行。及时清除痰液,保持呼吸道通畅及口腔、皮肤清洁。病初应暂禁食,通过静脉供给营养及药物,痉挛减轻后再胃管喂养。脐部用 3% 过氧化氢清洗,再涂抹碘酒以消灭残余破伤风杆菌。

(四)药学监护要点

1. 地西泮能抑制脑干网状结构中的多突触通路和脊髓内部的中间神经活动,有显著强化、延长传入冲动在突触前的抑制作用,大剂量时能抑制神经肌肉传导和神经肌肉的传递,具有中枢神经抑制和肌肉松弛的双重作用。地西泮的代谢物 N- 去甲地西泮在新生儿体内半衰期较长,体内容易蓄积,建议密切监护地西泮及其代谢物的血药浓度,直至痉挛停止病情稳定为止。

2. 对应用大剂量解痉剂后,仍频繁抽搐不止的病例,应考虑低钙血症的可能,应及时补充钙剂。

3. 痉挛停止后再给鼻饲的时间越晚越安全,病死率越低。对于中、重度病例在痉挛期应暂不鼻饲,一定要等痉挛停止 2~5 天后再进行,这对降低新生儿破伤风病死率至关重要,在禁奶期间注意合理的静脉营养。

4. 中、重度病例频繁抽搐窒息可致脑缺氧,无氧代谢而使脑细胞膜通透性增强,促使脑细胞内水肿,所以对频繁抽搐窒息、呼吸障碍的患儿应及时应用脱水剂以减轻脑水肿。

四、新生儿巨细胞病毒感染

(一)疾病简介

新生儿巨细胞病毒感染是由人巨细胞病毒引起的一种全身性感染综合

征,也是引起多种脏器先天性畸形的重要原因之一。新生儿巨细胞病毒感染的发病率为 0.2%~2.4%,有症状者仅占 5%~10%,病死率 4%。主要病因是孕妇产前感染巨细胞病毒,以及产后新生儿直接感染巨细胞病毒。

(二)药学监护相关的症状、体征与检查指标

1. 常见症状及体征　多系统、多脏器均受到感染,如小头畸形、黄疸、肝脾肿大、皮肤瘀斑、脑积水、脑组织钙化等。

(1)黄疸:发生巨细胞病毒肝炎、肝脏肿大、肝功能出现异常,从而出现黄疸,具体表现为颜面及全身皮肤颜色发黄。

(2)刺激样咳嗽:巨细胞病毒感染到呼吸系统,出生时多无感染症状,生后 2~4 个月后发病,出现刺激样咳嗽,具体表现为突然连续咳嗽 4~5 声甚至更多声,咳嗽剧烈,干咳为主,像受到刺激后的咳嗽。

(3)气促和发绀:巨细胞病毒感染到呼吸系统,出生时多无感染症状,生后 2~4 个月发病,出现呼吸急促和发绀,颜面及口周颜色发青,甚至全身皮肤颜色发青,咳嗽时急促和发绀更加明显。

(4)血小板减少性紫癜:巨细胞病毒感染影响到血液系统,导致血常规中出现血小板减少,从而出现血小板减少性紫癜,具体表现为全身出现红色点状皮疹,压不褪色,甚至融合大片状皮疹,即红色点状皮疹,压之不褪色。

(5)脑积水和惊厥:巨细胞病毒感染到神经系统,会出现脑积水,脑袋体积变大。部分患者会出现惊厥,表现为突然抽搐发作。

(6)其他:部分患儿还有小于胎龄儿、小头畸形、皮肤瘀斑、脑组织钙化的症状。

2. 检查指标

(1)血液巨细胞病毒抗体检查:抽血 1~2ml,检测血液中有无巨细胞病毒,若抗体显示为近期感染(如巨细胞病毒 IgM 抗体阳性),结合患儿的症状,则可确诊该疾病。

(2)尿液巨细胞包涵体检查:留取清洁中段尿化验,晨尿最好。查找尿液中有无巨细胞病毒包涵体,以便发现巨细胞病毒感染,尿液巨细胞病毒包涵体检查结果,可作为诊断本病的参考,确诊需结合临床表现。

(3)乳汁检查:为特殊体液标本检查,检测乳汁中有无巨细胞病毒,检查结果可作为患儿诊断本病的一个参考,确诊需结合患儿的症状。

(4)X 线检查:若感染累及呼吸系统,患儿会出现呼吸困难、呼吸急促等,因此,需进行肺部 X 线检查,明确肺部情况。

（5）超声：有肝脾肿大等改变，部分患儿会出现肝脾肿大，超声能够明确肝脾肿大的程度。

（6）脑电图：部分巨细胞病毒感染的患儿可能出现抽搐，因此，需要进行脑电图检查，评估脑功能情况。

（三）药物治疗方案和药物选择

尽早应用抗病毒药物可以适度改善先天性 CMV 感染新生儿的听力或促进神经系统发育，但这些药物不良反应显著，可能会导致中性粒细胞减少、性腺发育不全、致癌等，必须权衡利弊选择用药。以中~重度先天性 HCMV 感染症状的新生儿作为治疗对象，在生后 1 个月内开始治疗，不推荐对无症状新生儿进行治疗。治疗药物推荐如下：

1. 更昔洛韦（ganciclovir, GCV）6mg/（kg·次），每 12 小时 1 次，静脉注射，疗程 6 周。

2. 缬更昔洛韦（valganciclovir, V-GCV）V-GCV 为 GCV 的缬氨酸酯，口服生物利用度高，口服后在肠壁和肝脏代谢为活化性 GCV，生物利用度为 62.4%，在耐药性和使用便利性方面更有优势。6 个月的 V-GCV 治疗，对于改善先天性 CMV 感染患儿的听力和神经发育的远期预后是一个有效且耐受良好的治疗选择。胎龄（GA）≥ 32 周且体重 ≥ 1.8kg 的新生儿：口服 16mg/（kg·次），每天 2 次，疗程 6 周。

其他具有抗 CMV 活性的抗病毒药物也在积极研发和临床试验中，如膦甲酸、西多福韦、马立巴韦等，但其应用经验非常有限，需要更多大样本的研究。

（四）药学监护要点

1. 密切观察临床症状、血常规、各项炎症指标。

2. 更昔洛韦最常见的不良反应为白细胞计数减少，血小板减少，贫血及肝、肾功能损害。在用药期间应密切监测血中性粒细胞：开始治疗时每周监测 1 次，连续 4 周，然后每个月监测 1 次，直至治疗结束；还应密切监测转氨酶水平：开始每 2 周 1 次，然后每个月监测 1 次。

3. V-GCV 需与食物同服，不宜嚼碎，与 GCV 的不良反应相似，也需在用药期间监测血常规及肝、肾功能，但对远期的肝、肾功能损害，神经系统发育的影响比 GCV 小，中性粒细胞减少症的发生率也较 GCV 低。

五、先天性弓形虫病

（一）疾病简介

弓形虫病（toxoplasmosis）由刚地弓形虫（toxoplasma gondii）引起，猫科动物是其唯一的终宿主。世界各地感染以欧美国家为主，在法国，20世纪60年代孕妇的患病率为80%，2016年降至31%，我国在8%以下。成人弓形虫感染大多不发病。经胎盘传播率约40%，传播率随胎龄增大而增加，但胎儿感染严重程度随胎龄增大而减轻，是引起儿童中枢神经系统先天畸形及智力发育障碍的重要病因之一。母亲在孕20周前感染者应终止妊娠。

（二）药学监护相关的症状、体征与检查指标

1. **常见症状及体征**　中枢神经系统受损和眼睛症状最突出，脉络膜视网膜炎、脑积水、脑钙化灶是先天性弓形虫病常见的三联征。先天性弓形虫病中2/3患儿出生时无明显症状，但其中1/3患儿已有亚临床改变。仅有10%病例出生时症状明显，幸存者大部分遗留中枢神经系统后遗症，如智力发育迟缓、惊厥、脑瘫、视力障碍等。出生时有症状者中30%~70%可发现脑钙化，如不治疗，病灶可增大、增多；但若经治疗，其中75%钙化灶可在1岁时减小或消失。未治疗者于生后数周或数月逐渐出现症状。症状有轻、中、重之分，主要表现为：

（1）全身表现：早产、宫内生长迟缓、黄疸、肝脾肿大、皮肤紫癜、皮疹、发热或体温不稳、肺炎、心肌炎、肾炎、淋巴结肿大等。

（2）中枢神经系统表现：可出现脑膜脑炎的症状和体征，如前囟隆起、抽搐、角弓反张、昏迷等。脑脊液常有异常，表现为淋巴细胞增多，蛋白质增高，脑脊液葡萄糖降低，以及阻塞性脑积水、脑皮层钙化等。脑积水有时是先天性弓形虫病的唯一表现，可发生在出生时，或出生后逐渐发生。

（3）眼部病变：脉络膜视网膜炎最常见，一侧或双侧眼球受累，还可见小眼球、无眼球等。

2. 检查指标

（1）病原学检查：在体液或病变组织中找到原虫即确立诊断。取患者血、脑脊液、尿、痰、羊水等检查滋养体和假包囊①直接涂片或沉淀涂片：取上述组织涂片在高倍镜下找滋养体，或用姬姆萨染色或瑞特染色后在油镜下找滋养体或假包囊，此法阳性率较低；②分离弓形虫：取待检材料接种于小鼠腹腔、鸡胚卵黄囊或猴肾细胞组织分离弓形虫；③DNA杂交及PCR技术：两者均有较高的敏感性和特异性。

（2）免疫学检查：血清学检查抗体水平上升，比上述方法简便，且敏感性和特异性较高，是目前最常用的方法。检查弓形虫循环抗体可以作为早期急性期的特异性诊断方法。检查血清弓形虫免疫球蛋白（IgM）和免疫球蛋白 G（IgG）抗体，抗体效价高 2 或病程中有 4 倍以上升高，或 IgM 抗体阳性，均提示近期感染，新生儿血清 IgM 阳性提示为先天性感染。

（3）脑脊液检查：脑脊液呈黄色，淋巴细胞和蛋白可增加。

（4）其他检查：活体组织病理切片和动物接种试验。

（三）药物治疗方案和药物选择

治疗弓形虫的经典药物是乙胺嘧啶和磺胺嘧啶，需要联合使用，磺胺类药物过敏时可服用克林霉素、阿奇霉素或克拉霉素。治疗弓形虫的药物都可以积极有效地应对弓形虫速殖子，但是对已经形成的组织包囊效果甚微。因此，弓形虫患儿在康复后可能继续存在隐性感染。

应尽快开始治疗，连续治疗 12 个月，采用以下三种方案之一（表 3-4 和表 3-5）：磺胺多辛 - 乙胺嘧啶联合较乙胺嘧啶 - 磺胺嘧啶联合用药的不良反应可能更为严重，并且在治疗的前 2 个月更容易发生。然而，联合使用磺胺多辛 - 乙胺嘧啶（每周一次）更简单，从而增加了坚持这种长期治疗的机会。乙胺嘧啶、磺胺嘧啶和磺胺多辛胶囊必须由医院药房根据婴儿的体重制备。对于活动性眼部病变，眼科医生可能会开皮质类固醇。

表 3-4　先天性弓形虫病婴儿的产后治疗方案

治疗方案一	
乙胺嘧啶	1mg/（kg·d），持续 2 个月，然后 0.5mg/（kg·d）
磺胺嘧啶	50mg/kg，每日两次
叶酸	每周两次，每次 25mg，从治疗当天开始
治疗方案二	
磺胺多辛	17.5mg/kg，每周一次
乙胺嘧啶	0.875mg/kg，每周一次
叶酸	每周两次，每次 25mg，从治疗当天开始
治疗方案三	
前 2 个月方案 1 中的乙胺嘧啶和磺胺嘧啶，用于检测耐受性，然后在剩余的 10 个月内按方案 2 中磺胺多辛 - 乙胺嘧啶（剂量见上文）	

表 3-5　新生儿弓形虫病的治疗方法

临床表现	治疗方法
胎儿确诊感染或者在妊娠 24 周以后被感染	乙胺嘧啶、磺胺嘧啶、亚叶酸（叶酸） 妊娠期前 14 周禁止服用乙胺嘧啶
患有先天性弓形虫病	乙胺嘧啶、磺胺嘧啶、亚叶酸（叶酸） 当患儿脑脊液蛋白 ≥ 17.1μmol/L 或者患有脉络膜视网膜炎并对视力造成影响时，偶尔可服用皮质类固醇（泼尼松）

（四）药学监护要点

1. 密切观察临床表现、血常规、各项炎症指标。

2. 密切监测患儿肝、肾功能，根据其变化及时调整抗感染药物使用剂量。

3. 乙胺嘧啶是一类二氢叶酸还原酶抑制剂，对骨髓的抑制作用呈剂量相关，主要原因可能与中性白细胞减少症的发展相关，可以按照 10mg/d 的剂量口服叶酸（亚叶酸）防止对骨髓的影响。在治疗过程中应密切监护患儿的血常规情况。在治疗开始时和第 15 天检查血常规，此后每月检查一次。如果发生中性粒细胞减少症（中性粒细胞计数 < 800/mm^3），须停止抗弓形虫病治疗并继续施用亚叶酸。2 周后检查血常规，中性粒细胞计数 > 800/mm^3 时重新开始治疗。

4. 磺胺类药物可以抑制二氢叶酸合成酶，常与乙胺嘧啶协同用药，疗效是单独用药的 8 倍。此类药物吸收性好，能很好地渗透进入脑脊液中，但可能导致药物过敏，在艾滋病患者中尤为常见。

5. 如果出现严重皮肤表现，立即停止治疗。应每 3 个月进行一次临床、眼科和血清学监测。

6. 可以不用考虑治疗过程中可能会出现抗弓形虫 IgG 的暂时性消失。

六、新生儿衣原体感染性疾病

（一）疾病简介

新生儿衣原体感染（chlamydial Infection）是由沙眼衣原体（C trachomatis，CT）引起，常导致新生儿结膜炎及肺炎。衣原体是必须在活细胞内生活、增殖的一类独立微生物群，包括 4 个种族，其中与新生儿感染有关的主要是 CT。主要通过妊娠妇女已感染的子宫颈，传染给新生儿。孕妇生殖道沙眼衣原体的感染率在 2%~47%，由此导致新生儿的感染率约 50%~70%。

1. 衣原体结膜炎　CT 是新生儿期结膜炎中的最常见病原菌,出生 < 30 日的新生儿结膜炎应考虑 CT 感染,如果母亲有 CT 感染史更提示新生儿眼炎由 CT 感染引起。暴露于病原体者有 1/3 发病,潜伏期通常为 5~14 天,很少超过 19 天。分泌物初为浆液性,很快变成脓性,眼睑水肿明显,结膜充血、略增厚。由于新生儿缺乏淋巴样组织,故无沙眼典型的滤泡增生,但可有假膜形成。病变以下穹窿和下睑结膜明显。角膜可见微血管翳,但失明罕见。

2. 衣原体肺炎　新生儿 CT 肺炎通常发生在 1~3 个月婴幼儿,是一种亚急性肺炎。对年龄在 1~3 个月所有怀疑有肺炎的婴幼儿进行 CT 检测。衣原体肺炎系结膜炎或定植于鼻咽部 CT 下行感染所致。多在生后 2~4 周发病,早期表现为上呼吸道感染症状,不发热或有低热。严重者可见阵发断续性咳嗽、气促或呼吸暂停,肺部可闻及捻发音。如不治疗,病程常迁延数周至数月。胸部 X 线表现较临床症状为重,主要表现为两肺充气过度、伴双侧广泛间质和肺泡浸润,支气管周围炎,以及散在分布的局灶性肺不张。X 线改变一般持续数周至数月消散。白细胞计数一般正常,50%~70% 肺炎患儿嗜酸性粒细胞 > 300×10^6/L。

(二)药学监护相关的症状、体征与检查指标

1. 新生儿衣原体结膜炎

(1)临床表现:潜伏期长,一般生后 5~14 天发病,胎膜早破者可在生后 2 天发病。眼部先出现浆液性渗出,很快转为脓性渗出,眼睑水肿,结膜充血明显、增厚,以下睑结膜为重。可有假膜形成,造成片状瘢痕。无典型的沙眼滤泡增生,一般不侵犯角膜,不发生角膜穿孔,失明罕见。

(2)鉴别诊断:重症衣原体结膜炎应注意与淋病性眼炎相鉴别。后者发病早,常于生后第 1~4 天发病,角膜可发生溃疡,甚至坏死穿孔。

(3)实验室检查:结膜炎是新生儿常见的眼部疾病,病原常为细菌、病毒、衣原体等,单从临床表现很难将衣原体与其他病菌引起的结膜炎鉴别,病原学检测是主要的确诊方法。应采取下结膜深部或下穹刮片标本检测,标本采集时必须刮取到细胞。①直接涂片镜检:用姬姆萨染色后作显微镜检查,23%~90% 可见胞质内包涵体和大量多核白细胞。该方法最适用于新生儿,敏感性与免疫荧光法相似。也可将标本用甲醇固定,碘液染色后作显微镜检查。因沙眼衣原体包涵体含糖原,遇碘呈棕褐色。直接涂片法简单易行,基层医院都可以开展。②直接免疫荧光法、酶免疫试验、细胞培养等方法都可以检测病原,确定诊断,但需要一定的设备和技术。

2. 新生儿衣原体肺炎 衣原体肺炎多见于新生儿和 3 个月以下的小婴儿,起病缓慢,病程迁延,具有以下临床特点。

（1）临床表现:潜伏期 2~12 周。约 50% 的患儿曾经患过或同时伴有衣原体结膜炎。通常先有上呼吸道感染表现,如鼻充血、咽炎等。精神好,无发热或低热,无明显感染中毒征象。明显阵发性咳嗽,剧烈而持久,常影响吃奶和睡眠,有时可出现百日咳样咳嗽。主要体征为呼吸增快,50~60 次 /min,部分患儿出现呼吸暂停,双肺有时可听到细湿音。肝脾下移,易被扪及。多数病情不重,但迁延不愈。仅少数患儿需要用氧,重症早产儿可发生慢性呼吸功能不全。

（2）胸部 X 线检查:显示双侧广泛间质性肺炎、肺气肿,可有肺泡浸润,偶见大叶实变,胸腔积液罕见。

（3）实验室检查:①血白细胞计数正常,部分患儿嗜酸性细胞计数增高。②病原检测:对鼻咽拭子、鼻咽抽吸液或支气管灌洗液行直接免疫荧光法、酶免疫试验、细胞培养等方法检测病原。③血清学检查:特异性 IgM 抗体阳性。母传特异性 IgG 抗体可在婴儿体内持续数周,双份抗体滴度增高 4 倍才有意义。④分子生物学方法:通过聚合酶链反应、套式聚合酶链反应、连接酶链反应、缺口 - 连接酶链反应等检测沙眼衣原体 DNA,但技术和设备要求较高,基层医院不宜开展。没有条件开展病原学和血清学检测的基层单位,当新生儿、小婴儿肺炎患儿体温持续在 38℃以下,感染中毒表现不明显,病程在 1 周以上,曾有或同时合并衣原体结膜炎,用青霉素类、氨基糖苷类或头孢菌素类治疗无效时,应考虑到衣原体肺炎的可能。

（三）药物治疗方案和药物选择

1. 新生儿衣原体结膜炎 推荐方案:红霉素（例如琥乙红霉素）50mg/（kg·d）,分 4 次口服,共 14 天;替代方案:阿奇霉素混悬剂 20mg/（kg·d）口服。1 次 /d,共 3 天。不主张单独局部采用抗生素治疗衣原体结膜炎。应用全身治疗者不需要再局部用药。

2. 新生儿衣原体肺炎 推荐方案:足月儿新生儿红霉素碱或琥乙红霉素 50mg/（kg·d）,分 4 次口服,共 14 天,早产新生儿红霉素碱给药剂量如表 3-6 所示;替代方案:阿奇霉素 20mg/（kg·d）口服,1 次 /d,共 3 天。

（四）药学监护要点

1. 密切观察临床表现、血常规、各项炎症指标。

2. 密切监测患儿肝、肾功能,根据其变化及时调整抗感染药物使用剂量。

表 3-6 早产儿红霉素碱给药剂量

体重 /kg	出生后日龄	剂量
< 1	≤ 14 天	10mg/（kg·次）q12h.
	15~28 天	10mg/（kg·次）q8h.
1~2	≤ 7 天	10mg/（kg·次）q12h.
	8~28 天	10mg/（kg·次）q8h.
> 2	≤ 7 天	10mg/（kg·次）q12h.
	8~28 天	10mg/（kg·次）q8h.

3. 红霉素治疗新生儿衣原体结膜炎有效率约 80%，可能需要第 2 个疗程治疗。有报道称，以红霉素治疗周龄 < 6 周的婴儿，口服红霉素与婴儿肥大性幽门狭窄（IHPS）的发生有相关性。应对用红霉素治疗的婴儿进行随诊，观察有无 IHPS 的症状和体征。

4. 红霉素治疗新生儿衣原体肺炎有效率约 80%，可能需要第 2 个疗程治疗。推荐对新生儿随诊以确定肺炎是否治愈，一些 CT 肺炎患儿在儿童期可能出现肺功能异常。

5. 尚无证据表明阿奇霉素治疗新生儿衣原体结膜炎的疗效，因此，需随诊以确定疗效。同时也需要考虑 CT 肺炎可能。

七、先天性梅毒

（一）疾病简介

先天性梅毒（congenital syphilis）是指梅毒螺旋体由母体经胎盘进入胎儿血液循环所致的感染。近二十年来，我国先天性梅毒发病率已有明显上升趋势。梅毒螺旋体经胎盘传播多发生在妊娠 4 个月后。胎儿感染与母亲梅毒的病程及妊娠期是否治疗有关。孕妇早期梅毒且未经治疗时，无论是原发或继发感染，胎儿几乎均会受累，其中 50% 胎儿发生流产、早产、死胎或在新生儿期死亡。存活者在出生后不同的年龄出现临床症状，其中 2 岁以内发病者为早期梅毒，主要是感染和炎症的直接结果；2 岁后为晚期梅毒，主要为早期感染遗留的畸形或慢性损害。

（二）药学监护相关的症状、体征与检查指标

大多数患儿出生时无症状，于 2~3 周后逐渐出现。常见的症状及体征有：

①肝脾肿大，几乎所有患儿均有肝肿大，其中 1/3 伴有梅毒性肝炎，出现黄疸、肝功能受损，可持续数月至半年之久。②皮肤黏膜损害，发生率为 15%~60%，鼻炎为早期特征，于生后 1 周出现，可持续 3 个月之久，表现为鼻塞，分泌物早期清，继之呈脓性、血性，含大量病原体，极具传染性，当鼻黏膜溃疡累及鼻软骨时形成"鞍鼻"，累及喉部引起声嘶。皮疹常于生后 2~3 周出现，初为粉红、红色多形性斑丘疹，以后变为棕褐色，并有细小脱屑，掌、跖部还可见梅毒性天疱疮。其分布比形态更具特征性，最常见于口周、鼻翼和肛周，皮损数月后呈放射状皲裂。③骨损害，约占 80%~90%，但多数无临床体征，少数可因剧痛而致"假瘫"。X 线表现为骨、软骨骨膜炎改变，上肢最易受累，且以单侧为主。④全身淋巴结肿大，见于 50% 患儿，无触痛，肱骨滑车上淋巴结肿大有诊断价值。⑤血液系统，表现为贫血，白细胞减少或增多，血小板减少，及 Coombs 试验阴性的溶血性贫血。⑥多为早产儿、小于胎龄儿；新生儿期中枢神经系统症状罕见，多在出生后 3~6 个月时出现神经系统受累症状；出生后 2~3 个月时尚可见以肾小球病变为主的肾损伤等。先天性梅毒的临床表现见表 3-7。

　　诊断主要根据母亲病史、临床表现及实验室检查。确诊可根据：①取胎盘、羊水、皮损等易感部位标本，在暗视野显微镜下可见梅毒螺旋体。②快速血浆反应素（rapid plasma reagin，RPR）试验。用心肌类脂作抗原，与病儿血清中抗心脂反应素结合后发生凝集，生成絮状物为阳性反应。该法快速、简便、敏感性极高，但由于其他疾病也可能出现阳性反应，仅作为梅毒的筛查试验。③特异性血清学试验：用梅毒螺旋体或其成分作抗原的试验，梅毒螺旋体血凝试验（T.pallidum particle agglutination test，TPPA）和血清特异性 IgM。敏感性及特异性高，阳性提示活动性梅毒存在，为梅毒的确诊试验。

表 3-7　先天性梅毒的临床表现

先天性梅毒分期	受累部位	临床表现
早期先天性梅毒	肝脾	肝脾肿大、肝炎、黄疸
	骨骼	骨软骨炎、骨膜炎、假性瘫痪
	皮肤黏膜	斑疹、疱疹、掌大疱、脱皮、湿疣、瘀斑、鼻炎
	血液	贫血、血小板减少、DIC
	胃肠道	肠炎、腹膜炎、腹腔积液

先天性梅毒分期	受累部位	临床表现
	肾	肾病或肾炎,水肿
	眼	葡萄膜炎、脉络膜视网膜炎、青光眼
	肺	肺炎
	神经系统	无菌性脑膜炎
晚期先天性梅毒	皮肤	口周、肛门处皲裂、树胶肿,腭部穿孔
	骨骼	上颌短、腭弓高、鞍鼻、膝反屈等
	眼	间质性角膜炎、葡萄膜炎、青光眼
	牙齿	桑葚状磨牙、哈钦森牙、牙釉质不良
	神经系统	神经性耳聋、智力障碍、瘫痪、抽搐

(三)药物治疗方案和药物选择

治疗首选青霉素,尽管青霉素用于梅毒的治疗已经 60 年,但迄今无耐药株的报道,而且青霉素是治疗妊娠梅毒唯一疗效肯定的药物。在使用青霉素时应注意,治疗要早、剂量要足、疗程要够。每次 10 万 ~15 万 U/(kg·d)或 5 万 U/kg,每 12 小时 1 次,静脉滴注,共 7 天;以后改为每 8 小时 1 次,共 10~14 天。或用普鲁卡因青霉素,每天 5 万 U/kg,肌内注射,共 10~14 天。青霉素过敏者,可用红霉素每日 15mg/kg,连用 12~15 日,口服或注射。疗程结束后应在 2、4、6、9、12 个月时追踪监测 VDRL 试验,直至其滴度持续下降或阴性。及时、正规治疗孕妇梅毒,是减少先天性梅毒发病率的最有效措施。

(四)药学监护要点

1. 密切观察临床表现、血常规、各项炎症指标。

2. 密切监测肝、肾功能,根据其变化及时调整抗感染药物的使用剂量。

3. 对于必须抗梅毒治疗,但有青霉素过敏史或发生过可疑青霉素过敏反应的患儿,必要时应首先进行脱敏而后用青霉素治疗。其他抗生素治疗的资料不够充分,如果应用非青霉素方案,则应行血清学和脑脊液随访。

4. 青霉素剂量不必很大,因青霉素血中浓度达到一定水平后再提高浓度并不能增强抑制梅毒螺旋体的作用,而延长青霉素与梅毒螺旋体接触时间能提高疗效。

5. 对心血管梅毒的治疗,青霉素宜从小剂量开始,以避免发生吉赫反应(Jarisch-Herxheimer reaction)。吉赫反应是治疗梅毒时出现的一种不良反应,通常在第一次注射抗螺旋体药物后,梅毒螺旋体大量死亡,释放大量毒素、抗原,形成免疫复合物导致超敏反应或免疫球蛋白E(IgE)介导的Ⅰ型超敏反应。临床表现为用药后4小时内出现寒战、高热等,使梅毒损害暂时性加重,反应严重者可危及生命。

6. 对神经性梅毒,为维持脑脊液中青霉素最低杀灭梅毒螺旋体的质量浓度,可采用较大剂量青霉素治疗方案。为减少或减轻青霉素导致的吉赫反应,可在治疗前1天开始口服泼尼松龙5mg/d,3次/d,连服3天。

第三节　新生儿呼吸窘迫综合征

一、疾病简介

呼吸窘迫综合征(respiratory distress syndrome, RDS)也称为透明膜病(hyaline membrane disease, HMD),由肺表面活性物质(pulmonary surfactant, PS)缺乏引起。RDS通常出现在早产儿出生后数小时,进行性加重,发生严重呼吸衰竭。

1. 临床症状　主要见于早产儿,生后数小时内出现进行性呼吸困难。呻吟,呼吸增快,肋间、肋下、胸骨凹陷,发绀。两肺呼吸音减弱,血气分析显示呼吸衰竭。

2. 高危因素　PS缺乏的高危因素有:早产儿、剖宫产儿、糖尿病母亲婴儿、缺氧酸中毒婴儿、出生窒息婴儿等。肺表面活性物质蛋白质B(surfactant protein-B, SP-B)基因缺陷、肺表面活性物质蛋白质A(surfactant protein-A, SP-A)基因变异等也可能导致RDS。

3. 预防措施　对于孕周小于34周有早产风险的孕妇,在产前7天内使用糖皮质激素(肌内注射地塞米松或倍他米松)促早产儿肺发育成熟。给药与分娩间隔的最佳时间是大于24小时且小于7天。

二、治疗方案和药物选择

对于所有发生RDS的新生儿建议先使用无创通气,严重病例需要机械通气(mechanical ventilation,MV)。

1. 无创通气　已有多种无创通气技术,通常先使用持续气道正压通气(continuous positive airway pressure,CPAP),或鼻塞间歇正压通气(nasal intermittent positive pressure ventilation,NIPPV)或无创高频通气。无创通气主要应用于轻度 RDS 患者,早产儿 RDS 出现呼吸困难时应早期使用无创通气,减少和/或避免气管插管和机械通气。

2. 机械通气　如 RDS 病情加重,无创通气不能维持,应改用机械通气。

3. 肺表面活性物质(PS)　早产儿发生 RDS,应尽快使用 PS。

(1)种类和剂量:选用天然型 PS 药物,剂量 100~200mg/kg。

(2)给药次数:轻症病例通常给一剂 PS 即可,但如果持续出现呼吸困难,如持续需要更高氧浓度、需要机械通气等,可能需要给第 2 剂甚至第 3 剂,一般间隔 6~12 小时。

(3)给药方法:通过气管插管给药,以细塑料导管插入气管导管,或细塑料导管经气管导管转换器进入通气装置,将 PS 缓缓注射入气管。

对有自主呼吸的病例,可采用微创给药方法①较低侵袭性表面活性物质给药(less invasive surfactant administration,LISA):处于 CPAP 时借助使用喉镜和麦氏插管钳,经气管内的柔性细导管注入 PS。②微创表面活性物质给药(minimally invasive surfactant treatment,MIST):使用较为刚性的细血管导管,在没有镊子的情况下直接喉镜下定位在气管中注入 PS。

4. 支持疗法　为使 RDS 患儿达到最好的治疗效果,必须给予适合的支持疗法,保持内环境稳定。维持体温在 36.5~37.5℃,并给予适合的环境湿度,避免不显性失水的增加。保证适量的液体和热卡,立即开始使用氨基酸和脂质进行肠外营养,维持酸碱平衡和水电解质平衡,维持正常血压。

三、药学监护相关的症状、体征与检查指标

应常规监测血氧饱和度和吸入氧浓度、肺功能和血气分析。经皮氧饱和度和 CO_2 分压测定可减少血气分析次数。

1. 临床表现　观察呼吸困难、发绀、三凹征情况。

2. 经皮血氧饱和度　可无创性、连续监测组织氧合功能,判断血氧水平,早产儿动脉血氧饱和度(SaO_2)应控制在 90%~95%,不能超过 95%,以减少早产儿视网膜病和支气管肺发育不良(broncho-pulmonary dysplasia,BPD)的发生。

3. 呼吸机参数及呼吸力学 机械通气过程除了呼吸机参数,还应监测患儿呼吸力学,以反映患儿和机器相互作用下通气和力学情况,主要监测项目有:每分钟通气量、潮气量、机械通气时相对气道压力变化时潮气量的变化、气道阻力等。

4. 血气分析 主要是动脉血气。静脉血气中 pH 略低于动脉血气,$PaCO_2$ 略高。毛细血管血气 pH 和 $PaCO_2$ 略低于动脉血气,PaO_2 的价值不大。关注患儿是否有缺氧、高碳酸血症、酸中毒。

5. 呼吸监护 包括呼吸频率、节律监测,通过测量呼吸运动时胸廓阻抗改变测定呼吸频率,发现呼吸暂停。

四、药学监护要点

1. 给予肺表面活性物质的指征及用量 结合首剂 PS 给药后续的情况评估,包括产前激素应用、临床症状改善、胸片结果、对氧气的需求等,是否需要第 2 剂、第 3 剂。

2. 合并症 给药过程中,可能有气道阻塞、心动过速等。要确认操作人员是否充分熟悉给药方法,以及给药时可能发生的气道阻塞等情况及其处理方法。给药后可能产生肺出血,应进行监护。气漏:给药后肺部病变快速改善,肺顺应性快速改善,可能会发生气漏,应及时下调呼吸机参数,降低呼吸机压力。

3. 呼吸机的撤离 早产儿 RDS 撤离呼吸机过程中应常规使用枸橼酸咖啡因,增强自主呼吸,以尽量减少通气需求,减少拔管困难,减少拔管后再次气管插管。

第四节 新生儿营养及营养相关疾病

一、足月儿和早产儿的营养管理

(一)新生儿营养概述

新生儿需要营养支持,以满足其生长发育的需求,促进组织器官的成熟,保证神经系统的发育,新生儿期的营养摄入对于远期生长发育起到关键作用。新生儿个体营养的需求,受不同出生体重、胎龄、生后日龄、生理状态和疾病的影响。

新生儿口腔相对较小、黏膜薄、血管丰富、唾液少,食管壁薄,胃容量小,胃腺体的形态和功能不成熟,胃壁肌层薄,胃的运动未完全成熟,肠道相对较长。早产儿食管蠕动不协调,胃排空更加延迟。胎儿的肠管在胎龄 28 周已分化,功能性小肠蠕动在 30 周开始,34 周已有系统性肠蠕动,β- 半乳糖苷酶等在 34 周活性尚不充分,但给予肠内营养后即可活化。因此,早产儿的消化能力与胎龄有关。

早产儿营养支持的时期可大致归为:过渡期、稳定生长期、出院后时期。过渡期为刚出生从胎儿过渡到生理学和代谢稳定的时期,通常指出生后 7 天内,也可达 2 周,需要提供充足的营养防止过度分解代谢引起的营养缺乏,维持正氮平衡。临床状况平稳后,进入稳定生长期,该时段应提供充足的营养使其以宫内生长速率生长。

肠内营养应尽早开始。早期经胃肠道营养可以促进胃肠功能成熟,从而早日达到营养需求。若婴儿吸吮、吞咽、呼吸、食管运动的协调成熟度较差,一般需要管饲喂养,等成熟后转为经口喂养。此外还有微量喂养、非营养性吮吸,用以促进胃肠道的生长和发育,加快转为经口喂养。

无法耐受肠内营养的新生儿,如早产儿或低出生体重儿,在出生后早期往往需要肠外营养,以补充或完全替代肠内营养。长期的全肠外营养可能导致肝病等一系列的并发症,因此,当患儿耐受肠内营养,应当立即从肠外营养转为肠内营养。

(二)新生儿营养特点

1. 水 早产儿体液比例大;细胞外液占比更大。不显性或隐性失水增加;肾小球的滤过率低下;尿浓缩能力低下,体重丢失可达20%。

2. 电解质与酸碱平衡 低钠血症可分为早发性(稀释性、尿钠丢失)和晚发性(摄入少、丢失增多)。高钠血症多见于生后 2~4 天。高钾血症多见于生后 72 小时内,体内环境平衡脆弱。需警惕代谢性酸中毒、代谢性碱中毒。

3. 能量 特殊生理状态、疾病(如机械通气、BPD、坏死性小肠结肠炎、败血症)状态下需要大,出生体重较低及小胎龄儿需要更多能量,美国儿科学会推荐早产儿热量为 502kJ/(kg·d)(1kcal=4.18kJ)。新生儿每增长 1g 体重需要消耗约 10.5~12.5kJ 的能量。较理想的热量分配:碳水化合物 40%~50%,脂肪 35%~45%,蛋白质 15%。相比较胃肠道营养,静脉能量的需求量略少。

4. 碳水化合物(糖) 胎儿的主要能量来源是碳水化合物。早产儿体内糖储存少、消耗多，如果生后 12 小时无外源性补充，体内糖原储存将耗尽。血糖不稳定，易发生相对胰岛素分泌不足或胰岛素抵抗。

5. 蛋白质 孕后期胎盘转运氨基酸 2~2.5g/（kg·d）；生后储存少，需要多，患儿达到在子宫内生长时的组织生长速率和维持氮平衡。需要使用儿童专用氨基酸制剂，其中，早产儿必需的某些氨基酸含量更高。

6. 脂肪 足月儿出生时体内脂肪含量约 15%，34 周胎儿体内的脂肪含量约 7.8%，28 周时约 3.5%。体脂在生后可保证充足的能量来源；皮下脂肪帮助体温调节和抵抗机械应激。补充脂肪很有必要，还可以预防必需脂肪酸缺乏症。

7. 维生素和矿物质 早产儿体内维生素和矿物质等也储存较少，某些成分的缺乏会造成功能障碍。例如，80% 的钙磷在妊娠后 3 个月通过胎盘至胎儿，早产儿因此需要更高剂量的钙、磷补充，以预防代谢性骨病（metabolic bone disease，MBD）。早产儿对维生素 D 的需求比足月儿更高。某些矿物质（例如钙、镁、铁）及微量元素在肠道中吸收不完全，经口喂养时所需要的量比静脉营养更高。

二、早产儿肠外营养

（一）肠外营养概述

肠外营养（parenteral nutrition，PN）是指当新生儿不能耐受肠内营养时，由静脉供给热量、水、蛋白质、碳水化合物、脂肪、维生素和矿物质等来满足机体代谢及生长发育需要的营养支持方式。

1. 适应证

（1）低出生体重儿：出生体重 ≤ 1 500g，或出生体重 > 1 500g 且 < 1 800g 但临床估计在生后数天内不能达到全肠内营养的患儿。此类患儿的肠外营养应该从出生开始。

（2）不能肠内营养的患儿：如坏死性小肠结肠炎（necrotizing enterocolitis，NEC）、手术后、消化道先天畸形。目标为促进正常生长、促进受损肠道及手术伤口愈合。

2. 静脉营养液输注途径 对于长期有肠外营养需求的患儿，通常输液浓度更高，而且必须通过中心静脉给药。

（1）外周静脉：仅限于短期（2 周内）需要肠外营养的患儿。由四肢或头皮等浅表静脉输入。葡萄糖浓度应当不超过 12.5%。通常要求渗透压不超过

900mOsmol/kg，但目前尚无证据表明超出该限制的外周静脉 PN 可增加静脉炎等风险。

（2）中心静脉：中心静脉置管可用于需要长期静脉营养的患儿（＞2 周），可快速输注高渗液体（如 15%~25% 葡萄糖）。感染风险增加，发生血栓、血管损伤、心律失常、乳糜胸等危险性也增加。导管需有专人管理，不允许经输入营养液的导管抽血或推注药物，每 24~48 小时更换导管插入处的敷料。使用外周中心静脉导管（PICC）的并发症有导管错位、阻塞、折断、脱出、静脉炎、感染等。

（二）早产儿肠外营养方案

1. 液体量与电解质

（1）液体量：早产儿出生后第 1 天需要肠外营养的液体量 60~100ml/（kg·d），出生体重越低的早产儿第 1 天所需的液体量越高。逐渐每日增加 10~20ml/（kg·d），第 5 天达到 140~180ml/（kg·d）并维持。

（2）电解质：钠，出生后最初几天限制钠的摄入量，早产儿第 1 天予以 0~2mmol/（kg·d），至第 4 天后给予 2~5mmol/（kg·d），一般不超过 7mmol/（kg·d）。钾，早产儿第 1 天予以 0~3mmol/（kg·d），至第 4、5 天至少给予 2~3mmol/（kg·d），之后约 1~3mmol/（kg·d）。

给予液体量与电解质的量应取决于下列密切监测的结果：尿量、体重改变、电解质水平，同时要关注环境温度、疾病状态、心功能、血压等。先天性心脏病不显性失水增加 10%~15%，且容易发生心力衰竭；液体量应小于 150ml/（kg·d）。支气管肺发育不良（BPD）患儿的液体量应当限制小于 150ml/（kg·d）；补充钠适当提高。

2. 氨基酸　极低体重儿能够耐受正常剂量的儿童氨基酸；氨基酸可以从出生后第 1 天至少 1.5g/（kg·d）开始，第 2 天以后可以 2.5~3.5g/（kg·d），并且给予至少 272kJ/（kg·d）的非蛋白质能量和其他充足的营养。使用体外膜氧合器（ECMO）的患儿需要蛋白质为 3g/（kg·d）。足月儿每天的氨基酸范围应在 1.5~3g/（kg·d）。

3. 葡萄糖　新生早产儿葡萄糖起始剂量更低，葡萄糖耐受性变异程度高，对患儿应进行个体化治疗。2018 年《欧洲儿科胃肠病，肝病学和营养学会（ESPGHAN）/ 欧洲临床营养和代谢学会（ESPEN）/ 欧洲儿科研究学会（ESPR）儿科肠外营养指南：能量》推荐早产儿出生第一天至少提供热量 216~230kJ/（kg·d），之后热量应至少为 376~501kJ/（kg·d）。美国儿科协会（American

academy of pediatrics，AAP）推荐早产儿热量 501kJ/（kg·d）。BPD 患儿热量需求更高，为 543~752kJ/（kg·d）。

补糖速度：早产儿第一天 4~8mg/（kg·min）；耐受后，经过 2~3 天逐渐增加至 8~10mg/（kg·min），最高为 12mg/（kg·min），最低为 4mg/（kg·min）。足月儿第一天 2.5~5mg/（kg·min）；耐受后，经过 2~3 天逐渐增加至 5~10mg/（kg·min），最高为 12mg/（kg·min），最低为 2.5mg/（kg·min）。

4. 脂肪　对早产儿，出生后立即就可以使用脂肪乳剂，应出生当天或第二天开始。如果从肠内营养转至肠外营养，也可以马上开始应用脂肪乳剂。起始剂量：0.5~1.5g/（kg·d），每天加量 0.5~1g/（kg·d）至最高剂量，最高剂量不应超过 4g/（kg·d）。过快输入脂肪乳剂可对肺功能造成不利影响，应当在监测并确保肺功能正常的情况下，缓慢增加。

有明显呼吸系统症状的患儿，0.5g/（kg·d）开始，每天增加 0.5g/（kg·d），最大剂量不超过 3g/（kg·d）。败血症急性期时和血小板减少时应不超过 2g/（kg·d），严重的高胆红素血症时应小于 1g/（kg·d）。

脂肪乳应选用浓度为 20% 的脂肪乳剂。避免使用单一大豆来源的脂肪乳剂，首选含有鱼油来源的脂肪乳。含有中链甘油三酯的脂肪乳耐受性好。脂肪乳剂必须 24 小时内均匀输注。不论是否为全合一或单独输注脂肪乳，给早产儿输注时应遮光，防止产生过多的过氧化物。

5. 钙和磷　为降低早产儿低代谢性骨病及低磷血症发生风险，应补充钙、磷，见表 3-8。在早产儿出生后最初数天（过渡期，通常为 2~7 天，也可长达 7~14 天），钙与磷的比值宜为 0.8~1，之后到达稳定生长期后比值宜为 1.3 左右，且给予的钙、磷量应根据其生长速率调整。

表 3-8　早产儿肠外营养中钙、磷、镁的补充量

矿物质	出生后最初数天 /[mmol/（kg·d）][mg/（kg·d）]	稳定生长期的早产儿 /[mmol/（kg·d）][mg/（kg·d）]
钙	0.8~2.0（32~80）	1.6~3.5（64~140）
磷	1.0~2.0（31~62）	1.6~3.5（50~108）
镁	0.2~0.3（5.0~7.5）	0.2~0.3（5.0~7.5）

注：最初数天（过渡期，通常为 2~7 天，也可长达 7~14 天），之后达到稳定生长期。

6. 左卡尼汀(左旋肉碱) 左卡尼汀在体内发挥诸多功能,主要将长链脂肪酸转运穿过线粒体膜后,进行 β 氧化供能。若左卡尼汀缺乏,酮体与三磷酸腺苷产生减少,会产生一系列问题。新生儿及婴儿体内左卡尼汀含量较低,自身合成能力弱的早产儿体内含量更低。母乳及多数配方乳中含左卡尼汀。肠外营养制剂本身无常规添加左卡尼汀。补充左卡尼汀可用口服及静脉制剂,补充量约 10~20mg/(kg·d)。

7. 维生素 应同时补充 4 种脂溶性维生素(维生素 A、维生素 D、维生素 E、维生素 K)和 9 种水溶性维生素(维生素 B_1、维生素 B_2、维生素 B_6、维生素 B_{12}、维生素 C、烟酸、叶酸、泛酸、生物素)。需求量与成人和较大儿童有较大差异,因此,需选择适宜儿童的制剂,并额外口服补充维生素 D 与维生素 A。

三、早产儿肠内营养

(一)早产儿肠内营养概述

肠内营养(enteral nutrition, EN)应当尽早开始。应从第一天开始用母乳喂养。

适应证:心血管、呼吸、血液等情况稳定,无明显腹胀,无腹膜炎体征,鼻胃管引流或呕吐物无胆汁,有肠蠕动存在证据,无胃肠道出血,无肠梗阻。

经口喂养适用于吸吮及吞咽功能较好的早产儿。胃管喂养适用于吸吮、吞咽功能不协调的小早产儿。可以间断喂养或连续输注。间断喂养符合胃肠激素的分泌;对不能耐受的患儿可用连续喂养。

微量肠内营养(minimal enteral nutrition, MEN)是指不以营养素与能量供应为目的的肠内营养,促进胃肠激素的分泌及胃肠功能的成熟。微量肠内营养的时间一般为 2~14 天。

(二)早产儿肠内营养的选择

首选母乳,并适时添加母乳强化剂。如母乳来源有限,可使用早产儿配方乳(preterm formula, PF)替代。早产儿出院后推荐使用早产儿出院后配方乳。一般在纠正胎龄 34 周或体重达到 1 500g 时可部分给予经口喂养,并逐渐增加经口喂养的奶量。如果经口喂养耐受,可每 3 小时一次。早产儿每天增加的奶量不应超过 20ml/(kg·d),体重增长 10~20g/(kg·d)较为适宜。

1. 母乳 母乳是婴儿的最佳食物,母乳中的营养能更好地被吸收利用。成熟乳可提供充分蛋白质、矿物质、热量。通常,成熟乳提供 293kJ/100ml 热量,其中脂肪供能 50% 以上,碳水化合物(主要为乳糖)供能 40%,蛋白质供能 10%。母乳中的脂肪极易被吸收与消化。

达到稳定状态的早产儿,喂养首选生母母乳,如无此条件,也可喂养其他人捐献的母乳,早产儿母乳相比足月儿母乳,更适合早产儿的营养需求。未达全肠内营养时,人乳喂养者则应添加母乳强化剂。

母亲感染人类免疫缺陷病毒(HIV)及人 T 淋巴细胞病毒 1(HTLV-1)时不应哺乳。巨细胞病毒感染时,考虑母乳巴氏消毒。母亲服用抗肿瘤药、放射性药、麦角类生物碱、碘盐、阿托品、锂、环孢素、氯霉素、溴隐亭等药物,应停止哺乳。使用其他药物是否需更换药物或暂停母乳,则需评估利弊。

母乳性黄疸为高间接胆红素血症,可见于出生一周内的母乳喂养婴儿,通常于出生四周后缓解,无须暂停母乳喂养。

2. 母乳强化剂　母乳强化剂(human milk fortifier, HMF)可增加患儿氮储备,促进生长和骨质矿化;当奶量达到 50~100ml/(kg·d)或全肠内营养时即可逐步添加强化剂,最终的营养摄入目标是 180ml/(kg·d)的含有强化剂的早产儿母乳。

3. 配方乳　婴儿配方乳(formula)中酪蛋白比例高于母乳。酪蛋白较难被消化,但经热变性后易于消化。牛奶乳糖含量仅为母乳的 50%~70%,应当另补充乳糖或蔗糖。深度蛋白水解配方乳、氨基酸乳主要适用于不能耐受母乳或配方乳中蛋白的患儿。

早产儿配方乳(preterm formula, PF)是为适应早产儿生长营养需求改变配比的配方乳,其热量也相对较高。如给予早产儿配方乳,初始热量为 293kJ/100ml。达到全肠内营养后,热量可增加到 334kJ/100ml。

出院后配方乳(postdischarge formula, PDF),又称早产儿过渡配方乳(premature transition formula, PTF),含大量蛋白质、钙、磷、锌,富含维生素和微量元素;能量介于婴儿配方乳与早产儿配方乳之间。

四、静脉营养的药学监护和相关监测指标

除营养评估外,对于长期接受静脉营养的患儿,需要定期随访血气、血电解质、血糖、血甘油三酯、前白蛋白、肝肾功能、碱性磷酸酶、血常规等。对于完全肠内营养的患儿主要随访血红蛋白、钙、磷、微量元素、电解质、血气。

1. 体重、身长、头围　每天测量体重,每周测量头围、身长。参照生长曲线评估营养支持的方案,尤其是热量、蛋白质等方面的需求。

2. 电解质和微量元素　出生后初期可以每6~8小时测定1次电解质,之后每天测定1~2次,直到电解质达到平稳状态。尤其需要关注钠、钾、钙、磷、镁,每周监测2次及以上,平稳后可每周1次。为预防代谢性骨病,需要关注血磷水平,而不可仅关注血钙水平,因为血钙下降说明钙已经严重缺乏。无胆汁淤积时,如碱性磷酸酶 > 600IU/L 合并血磷 < 1.8mmol/L,提示代谢性骨病可能。铜、锰均经肝肠循环,蓄积于肝脏,若铜缺乏,可能导致贫血、骨量减少、中性粒细胞减少;锰具有肝脏毒性。因此,需要监测血铜、血锰水平。

3. 血糖　出生数天内要监测血糖,由此调整葡萄糖输注量和速度,初期可能需要每天2~4次,稍平稳后血糖监测每天1次,直到血糖稳定。正常血糖范围:2.2~5.6mmol/L。足月儿大于6.9mmol/L、早产儿大于8.3mmol/L,可认为是高血糖。如葡萄糖滴速降至 4mg/(kg·min) 时仍有高血糖,可应用胰岛素,皮下注射 0.1~0.2U/kg,每6~12小时1次,或持续输注 0.01~0.05U/(kg·h)。密切随访血糖,防止低血糖症。

实验室血糖检测和电极法测血糖比血糖试纸更为推荐用于血糖监测。

4. 甘油三酯　每次更换上调脂肪乳剂量时测定,到达稳定状态后每周一次。甘油三酯(TG) > 3mmol/L 时开始脂肪乳剂减量,如 TG > 3.4mmol/L 需暂停使用脂肪乳剂。再次用时从 1g/(kg·d) 或更低剂量开始。

5. 总胆红素和直接胆红素　输注脂肪乳前,应当先行测定总胆红素与直接胆红素水平。间接胆红素(间接胆红素 = 总胆红素 − 直接胆红素) ≤ 170μmol/L,且蛋白水平正常者,发生核黄疸风险低。间接胆红素通常在出生一周内达到最高值。间接胆红素 > 170μmol/L 时应减少脂肪乳剂剂量。

6. 肾功能　需要每日监测尿量。严重呼吸衰竭的新生儿出生后第1天尿量达到 0.5ml/(kg·h) 就足够了,如果出生后最初数日尿量少于 1ml/(kg·h),或者之前稳定的尿量突然减少,需要引起注意。尿素氮、肌酐约每周2次,状态平稳后可以每周1次。

7. 肝功能　每周检测1次。胆汁淤积时碱性磷酸酶升高,但它是肝脏疾病的非特异性指标。

五、药学监护要点

（一）静脉营养的处方审核

1. **电解质** 对于钠的补充，还需要考虑患儿接受的其他药物中的钠含量，如甘油磷酸钠、氨苄西林钠/舒巴坦钠等。

2. **钙和磷沉淀问题** 酸性 pH 促进钙盐与磷盐溶解。储藏温度越低，溶解度越高，肉眼观察到冷藏 PN 溶液无沉淀，升温后可能发生。与无机磷酸盐相比，有机磷酸盐（如甘油磷酸钠）与钙更不易形成沉淀。

3. **渗透压** 建议的估算公式为：终溶液的渗透压（mOsmol/kg）=（终溶液的葡萄糖质量百分比浓度 ×50）+（终溶液的氨基酸质量百分浓度 ×100）+ 其他离子的毫当量之和，其中葡萄糖百分比浓度单位为 %，氨基酸百分比浓度单位为 %，毫当量单位为 mEq/L。通常对于外周静脉输注的静脉营养，以下成分的最高浓度为：葡萄糖 12.5%，40mEq/L 的钾，10mEq/L 的钙。

4. **脂肪乳** 如使用"全合一"，为防止脂肪乳破乳，一价阳离子总浓度不宜超过 150mmol/L，二价阳离子浓度不宜超过 10mmol/L。脂肪乳应当持续 24 小时输注。早产儿 PN 如果含有脂肪乳，需要遮光。

5. **新生儿专用制剂** 是否应用了适合新生儿年龄的氨基酸制剂、脂溶性维生素制剂。避免使用单一大豆来源的脂肪乳剂。

（二）静脉营养相关肝病

静脉营养相关肝病（parenteral nutrition-associated liver disease，PNALD）指长期（大于 2 周）肠外营养所致的严重肝脏损害，可能导致永久性肝损害甚至肝衰竭。随 PN 时间延长，早产儿肝脏疾病发病率升高；静脉营养超过 30 天患儿中，25% 以上出现胆汁淤积。PNALD 最初表现为直接胆红素（结合胆红素）升高，最早可在开始 PN 后 2 周出现。总胆红素与直接胆红素的比值、GOT、GPT 在直接胆红素升高后 2 周或更久后升高。

尽早建立肠内营养可以降低胆汁淤积发病率和严重程度。进食后消化道激素分泌增加，刺激胆汁分泌与胆囊收缩，无此激素可导致胆汁淤积。外科手术尤其是接受消化道手术的患儿，高胆红素血症发生率更高。此外，接受 PN 治疗的婴儿中也有发生胆囊结石的报道。

静脉营养的许多成分与胆汁淤积有关，婴儿使用成人氨基酸制剂会增加胆汁淤积风险。游离脂肪酸可置换出与白蛋白结合的胆红素，有核黄疸的风险。使用含鱼油脂肪乳 ω-3 长链脂肪酸可逆转肝脏损伤，而豆油脂肪乳则无相应作用。

（三）静脉置管相关问题

中心静脉置管发生血栓、血管损伤、心律失常、胸水、乳糜胸的危险性增加。PICC 还需要注意导管错位、阻塞、折断、脱出等。使用氟康唑进行真菌感染的预防；注意预防细菌感染；注意预防静脉炎。不允许经输入 PN 液的导管抽血或推注药物。

（四）肠外营养持续时间及向肠内营养的转换

如可耐受，应立即从肠外营养转为肠内营养。尽早开始肠内营养并尝试非营养性吸吮（non-nutritive sucking, NNS）。

（五）维生素与矿物质

1. 维生素 D　母乳中维生素 D 的含量不足，纯母乳喂养时，需每天补充 400~1 000IU 维生素 D。

2. 矿物质　早产儿锌缺乏可能会出现迟发性的生长停滞，易激惹，食欲减退，脱发，腹泻，手足皮肤水疱、丘疹，口周、面部和会阴部特征性的皮炎。婴儿对于口服硫酸锌反应迅速。铝是一些静脉制剂中的杂质，可使骨骼矿化受损，理想的新生儿 PN 制剂中应去除铝杂质，比如避免使用玻璃容器装的酸性钙盐溶液。

（李小霞　朱　琳　李紫薇　陈　超　李智平

翟晓文　徐　虹）

参 考 文 献

[1] 中华医学会儿科分会新生儿学组，《中华儿科杂志》编辑委员会. 新生儿高胆红素血症诊断和治疗专家共识. 中华儿科杂志, 2014, 52(10): 745-748.

[2] 刘备, 马国. 新生儿黄疸的治疗药物研究进展. 中国医院药学杂志, 2015, 35(16): 1515-1519.

[3] 新生儿细菌性脑膜炎多中心研究协作组. 华南部分地区新生儿细菌性脑膜炎多中心流行病学研究. 中华儿科杂志, 2018, 56(6): 421-428.

[4] 章锦曼, 阮强, 张宁, 等. TORCH 感染筛查、诊断与干预原则和工作流程专家共识. 中国实用妇科与产科杂志, 2016, 32(6): 535-540.

[5] 江载芳, 申昆玲, 沈颖. 诸福棠实用儿科学. 8 版. 北京: 人民卫生出版社, 2015.

[6] 邵肖梅, 叶鸿瑁, 丘小汕. 实用新生儿学. 5 版. 北京: 人民卫生出版社, 2019.

[7] OLUSANYA B O, KAPLAN M, HANSEN T W R. Neonatal hyperbilirubinaemia: a global

perspective. Lancet Child Adolesc Health, 2018, 2(8): 610-620.

[8] NEU N, DUCHON J, ZACHARIAH P. TORCH infections. Clin Perinatol, 2015, 42(1): 77-103.

[9] SWEET D G, CARNIELLI V, GREISEN G, et al. European consensus guidelines on the management of RDS---2019 Update. Neonatology, 2019, 115(4): 432-450.

[10] 中华医学会肠外肠内营养学分会儿科协作组, 中华医学会儿科学分会新生儿学组, 中华医学会小儿外科学分会新生儿学组. 中国新生儿营养支持临床应用指南. 中华小儿外科杂志, 2013, 34(10): 782-787.

第四章 其他儿科常见疾病药物治疗的药学监护

第一节 哮 喘

一、疾 病 简 介

哮喘(asthma)以慢性气道炎症为特征,这种慢性炎症导致了气道高反应性的发生和发展。哮喘是一种异质性疾病,临床上表现为反复发作的喘息、气急、胸闷、咳嗽等症状,常在夜间或清晨发作、加剧,同时伴有可变的气流受限。

哮喘是儿童时期最常见的慢性气道疾病,患病人群以学龄前及学龄儿童为主。我国儿童哮喘的总体控制水平尚不理想。哮喘需长期治疗,其药物治疗具有用药种类多、给药途径多等特点,不正确的用药和治疗方法可导致哮喘反复发作,增加治疗费用。因此,对支气管哮喘患儿进行药学监护,保证临床用药的合理性显得十分重要。

二、药学监护相关的症状、体征与检查指标

1. **哮喘症状** 除外其他疾病所引起的反复喘息、气促、胸闷或咳嗽,多与接触变应原、冷空气,物理、化学性刺激,呼吸道感染,运动以及过度通气(如大笑和哭闹)等有关,常在夜间和/或凌晨发作加剧。

2. **体征表现** 哮喘患儿最常见异常体征为呼气相哮鸣音,但慢性持续期和临床缓解期患儿可能没有异常体征。重症哮喘急性发作时,由于气道阻塞严重,呼吸音可明显减弱,哮鸣音反而减弱甚至消失("沉默肺"),此时通常存在呼吸衰竭的其他相关体征,甚至危及生命。

3. **肺通气功能检测** 是哮喘未来风险评估的重要手段,启动控制药物治疗前(首次诊断时)、治疗后 3~6 个月(获得个人最佳值)以及后续定期风险评

估时均应进行肺通气功能检查。主要指标有第一秒用力呼气量（FEV_1）、呼气流量峰值（PEF）及其24小时变异率。

4. 过敏状态检测　吸入变应原致敏是儿童发展为持续性哮喘的主要危险因素。因此，对于所有反复喘息怀疑哮喘的儿童，均推荐进行变应原皮肤点刺试验或血清变应原特异性IgE测定，以了解患儿的过敏状态，协助哮喘诊断，了解导致哮喘发生和加重的个体危险因素。但必须强调过敏状态检测阴性不能作为排除哮喘诊断的依据。

5. 气道炎症指标检测　连续监测诱导痰嗜酸性粒细胞分类计数和呼出气一氧化氮（FeNO）水平等无创气道炎症指标，有助于评估哮喘的控制水平和指导优化哮喘治疗方案的制定。

三、药物治疗方案和药物选择

（一）治疗方案

哮喘控制治疗应尽早开始，要坚持长期、持续、规范、个体化的治疗原则。治疗原则包括：①急性发作期，快速缓解症状，如平喘、抗炎治疗；②慢性持续期和临床缓解期，防止症状加重和预防复发，如避免触发因素、抗炎、降低气道高反应性、防止气道重塑，并做好自我管理。

1. 长期治疗方案　根据年龄分为≥6岁儿童哮喘的长期治疗方案和＜6岁儿童哮喘的长期治疗方案，分别分为5级和4级，从第2级开始的治疗方案中都有不同的哮喘控制药物可供选择。在各级治疗中，每1~3个月审核1次治疗方案，根据病情控制情况适当调整治疗方案。如哮喘控制，并维持至少3个月，治疗方案可考虑降级，直至确定维持哮喘控制的最低剂量。如部分控制，可考虑升级或强化升级（越级）治疗，直至达到控制。但升级治疗之前首先要检查患儿吸服药物技术、遵循用药方案的情况、变应原回避和其他触发因素等情况。还应该考虑是否诊断有误，是否存在鼻窦炎、变应性鼻炎、阻塞性睡眠呼吸暂停、胃食管反流和肥胖等导致哮喘控制不佳的共存疾病。

在儿童哮喘的长期治疗方案中，除每日规则地使用控制治疗药物外，根据病情按需使用缓解药物。吸入型速效 β_2 受体激动剂是目前最有效的缓解药物，是所有年龄儿童急性哮喘的首选治疗药物。在中重度哮喘，或吸入型速效 β_2 受体激动剂单药治疗效果不佳时，亦可以选择联合吸入抗胆碱能药物作为缓解药物，以增强疗效。≥6岁儿童如果使用含有福莫特罗和布地奈德单一吸入剂进行治疗时，可作为控制药物和缓解药物应用。

（1）≥6岁儿童哮喘的长期治疗方案（图4-1）：儿童哮喘的长期治疗方案包括非药物干预和药物干预两部分，后者包括以 β_2 受体激动剂为代表的缓解药物和以吸入性糖皮质激素（ICS）及白三烯受体调节剂为代表的抗炎药物。缓解药物依据症状按需使用，抗炎药物作为控制治疗需持续使用，并适时调整剂量。其中，吸入性糖皮质激素/长效 β_2 受体激动剂（ICS/LABA）联合治疗是该年龄儿童哮喘控制不佳时的优选升级方案。

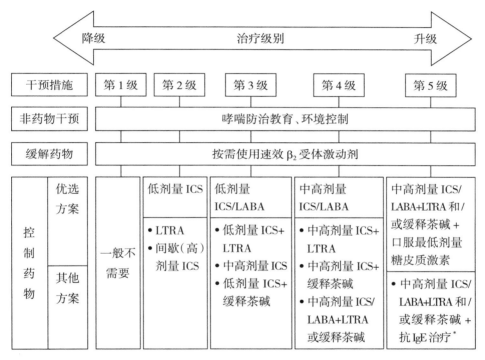

注：ICS. 吸入性糖皮质激素；LTRA. 白三烯受体拮抗剂；LABA. 长效 β_2 受体激动剂；ICS/LABA. 吸入性糖皮质激素与长效 β_2 受体激动剂联合制剂；* 抗IgE治疗，适用于≥6岁儿童。

图4-1　≥6岁儿童哮喘的长期治疗方案

（2）<6岁儿童哮喘的长期治疗方案（图4-2）：对于<6岁儿童哮喘的长期治疗，最有效的治疗药物是ICS，对大多数患儿推荐使用低剂量ICS（第2级）作为初始控制治疗。如果低剂量ICS不能控制症状，优先考虑增加ICS剂量（双倍低剂量ICS）。无法应用或不愿使用ICS，或伴变应性鼻炎的患儿可选用白三烯受体拮抗剂（LTRA）。吸入型LABA或联合制剂尚未在5岁及以

下儿童中进行充分的研究。对于 < 6 岁儿童哮喘长期治疗，除了长期使用 ICS 和 / 或 LTRA，结合依从性和安全性因素，部分间歇发作或轻度持续哮喘患儿可按需间歇使用高剂量 ICS/SABA。ICS 的使用对于儿童身高的影响仍然被关注。有研究发现，对于学龄期轻至中度持续哮喘的儿童，ICS 可剂量依赖地使生长受限。但一些研究发现儿童期 ICS 使用并不会影响最终身高。每个儿童的生长速度不同，短期的评估不能预测成人时的身高。与严重哮喘带来的风险相比，激素对身高影响的作用较小。另外，哮喘控制不良对儿童身高也有不良影响。临床实践过程中需注意尽可能使用低剂量 ICS 达到哮喘良好控制，并定期监测患儿的生长发育状况。

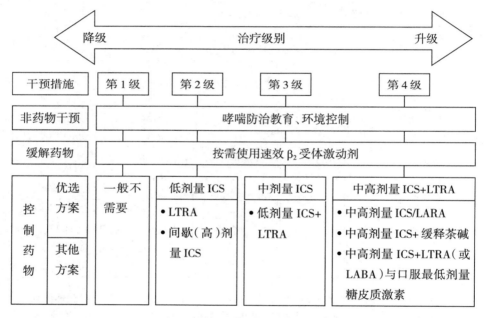

图 4-2　< 6 岁儿童哮喘的长期治疗方案

2. 临床缓解期的处理　为了巩固疗效，维持患儿病情长期稳定，提高生命质量，应加强临床缓解期的处理。

（1）鼓励患儿坚持每日定时测量呼气流量峰值（PEF）、监测病情变化、记录哮喘日记。

（2）注意有无哮喘发作先兆，如咳嗽、气促、胸闷等，一旦出现应及时使用应急药物以减轻哮喘发作症状。

（3）坚持规范治疗：病情缓解后应继续使用长期控制药物规范治疗，定期评估哮喘控制水平，适时调整治疗方案，直至停药观察。

（4）控制治疗的剂量调整和疗程：单用中高剂量 ICS 者，尝试在达到并维持哮喘控制 3 个月后剂量减少 25%~50%。单用低剂量 ICS 能控制时，可改用每日 1 次给药。联合使用 ICS 和 LABA 者，先减少 ICS 约 50%，直至达到低剂量 ICS 才考虑停用 LABA。如使用二级治疗方案患儿的哮喘能维持控制，并且 6 个月 ~1 年内无症状反复，可考虑停药。有相当比例的 < 6 岁哮喘患儿的症状会自然缓解，因此，对此年龄段儿童的控制治疗方案，每年至少要进行两次评估以决定是否需要继续治疗，经过 3 个月 ~6 个月的控制治疗后病情稳定，可以考虑停药观察，但是要重视停药后的管理和随访。如果出现哮喘症状复发，应根据症状发作的强度和频度确定进一步的治疗方案。如仅为偶尔出现轻微喘息症状，对症治疗后可以继续停药观察；非频发的一般性喘息发作，恢复至停药前的治疗方案；如出现严重和 / 或频繁发作，应在停药前方案的基础上升级或越级治疗。FeNO、气道高反应性（AHR）监测等气道炎症和功能评估，对儿童哮喘药物调整和停药评估的分析治疗效果有一定帮助。应选择合适的时机调整控制药物的剂量和疗程，避免在气候变化、呼吸道感染、旅行等情况下进行。

（5）根据患儿具体情况，包括了解诱因和以往发作规律，与患儿及家长共同研究，提出并采取一切必要的、切实可行的预防措施，包括避免接触变应原、防止哮喘发作、保持病情长期控制和稳定。

（6）并存疾病治疗：半数以上哮喘患儿同时患有变应性鼻炎，有的患儿并存鼻窦炎、阻塞性睡眠呼吸暂停、胃食管反流或肥胖等因素。这些共存疾病和因素可影响哮喘的控制，需同时进行相应的治疗。对于肥胖的哮喘患儿，建议适当增加体育锻炼，减轻体重。

（7）哮喘临床评估工具：根据患儿年龄和就诊条件，选用合适的哮喘评估工具，如哮喘控制测试（asthma control test，ACT）、儿童哮喘控制测试（childhood asthma control test，C-ACT，适用于 4~11 岁儿童）、哮喘控制问卷（asthma control questionaire，ACQ）和儿童呼吸和哮喘控制测试（test for respiratory and asthma control in kids，TRACK）等，定期评估。

3. 急性发作期治疗方案　儿童哮喘急性发作期的治疗需根据患儿年龄、发作严重程度及诊疗条件选择合适的初始治疗方案，并连续评估对治疗的反应，在原治疗基础上进行个体化治疗。哮喘急性发作需在第一时间内予以及时恰当的治疗，以迅速缓解气道阻塞症状。应正确指导哮喘患儿和／或家长在出现哮喘发作征象时及时吸入速效 β_2 受体激动剂，建议使用压力型定量气雾剂（pMDI）经储雾罐（单剂给药，连用 3 剂）或雾化吸入方法给药。如治疗后喘息症状未能有效缓解或症状缓解维持时间短于 4 小时，应即刻前往医院就诊。

哮喘急性发作经合理应用支气管舒张剂和糖皮质激素等哮喘缓解药物治疗后，仍有严重或进行性呼吸困难加重者，称为哮喘持续状态；如支气管阻塞未及时得到缓解，可迅速发展为呼吸衰竭，直接威胁生命（危及生命的哮喘发作）。

（1）氧疗：有低氧血症者，采用鼻导管或面罩吸氧，以维持血氧饱和度＞94%。

（2）吸入速效 β_2 受体激动剂：是治疗儿童哮喘急性发作的一线药物。如具备雾化给药条件，雾化吸入应为首选途径。可使用氧驱动（氧气流量 6~8L/min）或空气压缩泵雾化吸入。雾化吸入沙丁胺醇或特布他林，体重 ≤ 20kg 者每次 2.5mg；体重 ＞ 20kg 者每次 5mg；第 1 小时可每 20 分钟 1 次，以后根据治疗反应逐渐延长给药间隔，根据病情每 1~4 小时重复吸入治疗。如不具备雾化吸入条件，可使用 pMDI 经储雾罐吸药，每次单剂喷药，≥ 6 岁者连用 4~10 喷，＜ 6 岁者连用 3~6 喷，用药间隔与雾化吸入方法相同。快速起效的 LABA（如福莫特罗）也可在 ≥ 6 岁哮喘患儿中作为缓解药物使用，但需要和 ICS 联合使用。经吸入速效 β_2 受体激动剂及其他治疗无效的哮喘重度发作患儿，可静脉应用 β_2 受体激动剂：沙丁胺醇 15μg/kg 缓慢静脉注射，持续 10 分钟以上；病情严重需静脉维持时剂量为 1~2μg/（kg·min），最大维持剂量不应超过 5μg/（kg·min）。静脉应用 β_2 受体激动剂时容易出现心律失常和低钾血症等严重不良反应，使用时要严格掌握指征及剂量，并做必要的心电图、血气及电解质等监护。

（3）糖皮质激素：糖皮质激素是治疗儿童哮喘重度发作的一线药物，早期全身使用可以减轻疾病的严重度，给药后 3~4 小时即可显示明显的疗效。可根据病情选择口服或静脉途径给药。①口服：泼尼松或泼尼松龙 1~2mg/（kg·d），疗程 3~5 天。口服给药效果良好，副作用较小，但对于依从性差、不能口服给药或危重的患儿，可采用静脉途径给药。②静脉注射：注射用甲泼尼龙 1~2mg/（kg·次）或琥珀酸氢化可的松 5~10mg/（kg·次），根据病情可间隔 4~8 小时重复使用。若疗程不超过 10 天,可无须减量直接停药。③吸入:早期应用大剂量 ICS 可能有助于哮喘急性发作的控制,可选用雾化吸入布地奈德混悬液 1mg/ 次,或丙酸倍氯米松混悬液 0.8mg/ 次,每 6~8 小时 1 次。但病情严重时不能以吸入治疗替代全身糖皮质激素治疗,以免延误病情。

(4)抗胆碱能药物:短效抗胆碱能药物(SAMA)是儿童哮喘急性发作联合治疗的组成部分,可以增加支气管舒张效应,其临床安全性和有效性已确立,尤其是对 β_2 受体激动剂治疗反应不佳的中重度患儿应尽早联合使用。药物剂量:体重 ≤ 20kg 者,异丙托溴铵每次 $250\mu g$;体重 > 20kg 者,异丙托溴铵每次 $500\mu g$,加入 β_2 受体激动剂溶液作雾化吸入,间隔时间同吸入 β_2 受体激动剂。如果无雾化条件,也可给予 SAMA 气雾吸入治疗。

(5)硫酸镁:有助于危重哮喘症状的缓解,安全性良好。剂量 25~40mg/(kg·d),最大剂量不超过 2g/d,分 1~2 次,加入 10% 葡萄糖溶液 20ml 缓慢静脉滴注 20 分钟以上,酌情使用 1~3 天。不良反应包括一过性面色潮红、恶心等,通常在药物输注时发生。如过量可静脉注射 10% 葡萄糖酸钙拮抗。

(6)茶碱:由于氨茶碱平喘效应弱于短效 β_2 受体激动剂(SABA),而且治疗窗窄,从有效性和安全性角度考虑,在哮喘急性发作的治疗中,一般不推荐静脉使用茶碱。如哮喘发作经上述药物治疗后仍不能有效控制,可酌情考虑使用,但治疗时需密切观察,并监测心电图、血药浓度。药物及剂量:氨茶碱负荷剂量 4~6mg/kg,日最大负荷剂量 250mg,缓慢静脉滴注 20~30 分钟,继之根据年龄持续滴注维持剂量 0.7~1mg/(kg·h);已用口服茶碱者,可直接使用维持剂量持续静脉滴注。亦可采用间歇给药方法,每 6~8 小时缓慢静脉滴注 4~6mg/kg。

(7)经合理联合治疗,但症状持续加重,出现呼吸衰竭征象时,应及时给予辅助机械通气治疗。在应用辅助机械通气治疗前,禁用镇静剂。

(二)儿童哮喘常用药物

哮喘治疗药物可分为哮喘控制药物和缓解药物两大类。哮喘控制药物通过抗炎作用达到控制哮喘的目的,需要每日用药并长期使用,主要包括 ICS 和全身用糖皮质激素、白三烯调节剂、长效 β_2 受体激动剂等。缓解药物按需使用,用于快速解除支气管痉挛、缓解症状,常用的有速效吸入 β_2 受体激动剂、吸入抗胆碱能药物、短效口服 β_2 受体激动剂等。

儿童对许多哮喘药物（如糖皮质激素、β_2受体激动剂、茶碱）的代谢快于成人，年幼儿童对药物的代谢快于年长儿。吸入治疗时进入肺内的药物量与年龄密切相关，年龄越小，吸入的药量越少。

1. 控制药物

（1）吸入性糖皮质激素：ICS 是哮喘长期控制的首选药物，可有效控制哮喘症状、改善生命质量、改善肺功能、减轻气道炎症和气道高反应性、减少哮喘发作、降低哮喘死亡率。ICS 通常需要长期、规范使用才能达到良好的控制作用，一般在用药 1~2 周后症状和肺功能有所改善，气道高反应性的改善可能需要数月甚至更长时间的治疗。每日规律使用 ICS 治疗学龄儿童哮喘的临床疗效优于间歇性使用或按需使用 ICS。

主要药物有二丙酸倍氯米松、布地奈德和丙酸氟替卡松，表 4-1 为 ≥ 6 岁儿童不同 ICS 的每日剂量的换算。表 4-2 中为 < 6 岁儿童 ICS 每日低剂量，是指现有研究中未发现与临床不良反应相关的剂量，即相对安全剂量。

表 4-1　≥ 6 岁儿童常用吸入性糖皮质激素的每日剂量换算

药物种类	低剂量 /μg		中剂量 /μg		高剂量 /μg	
	< 12 岁	≥ 12 岁	< 12 岁	≥ 12 岁	< 12 岁	≥ 12 岁
二丙酸倍氯米松 CFC	100~200	200~500	~400	~1 000	> 400	> 1 000
二丙酸倍氯米松 HFA	50~100	100~200	~200	~400	> 200	> 400
布地奈德 DPI	100~200	200~400	~400	~800	> 400	> 800
布地奈德雾化悬液	250~500	—	~1 000	—	> 1 000	—
丙酸氟替卡松 HFA	100~200	100~250	~500	~500	> 500	> 500

注：1. 表中剂量非各药物间的等效剂量，但具有一定的临床可比性。

2. 绝大多数患儿对低剂量 ICS 治疗有效。

3. CFC 代表氟利昂；HFA 代表氢氟烷；DPI 代表干粉吸入剂；—代表无资料。

表 4-2　＜6 岁儿童吸入性糖皮质激素的每日低剂量

药物种类	低剂量 /μg
二丙酸倍氯米松 CFC	100
布地奈德 pMDI+ 储雾罐	200
布地奈德雾化悬液	500
丙酸氟替卡松 HFA	100

注：1. 此剂量为相对安全剂量。

2. HFA 代表氢氟烷；pMDI 代表压力定量气雾剂。

（2）白三烯调节剂：白三烯调节剂可分为白三烯受体拮抗剂（LTRA）和白三烯合成酶（5- 脂氧化酶）抑制剂。目前，临床应用于儿童的主要为孟鲁司特，可单独用于轻度持续哮喘的治疗，尤其适用于无法应用或不愿使用 ICS 或伴变应性鼻炎的患儿。孟鲁司特钠片剂：≥ 15 岁，10mg，每日 1 次；6~14 岁，5mg，每日 1 次；2~5 岁，4mg，每日 1 次。孟鲁司特钠颗粒剂（4mg）可用于 1 岁以上儿童。

（3）吸入型长效 β_2 受体激动剂（LABA）：主要包括沙美特罗和福莫特罗。LABA 目前主要用于经中等剂量 ICS 仍无法完全控制的 ≥ 6 岁儿童哮喘的联合控制治疗。由于福莫特罗起效迅速，也可以按需用于急性哮喘发作的治疗。ICS 与 LABA 联合应用具有协同抗炎和平喘作用，可获得相当于（或优于）加倍 ICS 剂量时的疗效，并可增加患儿的依从性，减少较大剂量 ICS 的不良反应，尤其适用于中重度哮喘患儿的长期治疗。鉴于临床有效性和安全性的考虑，不应单独使用 LABA。

（4）茶碱：茶碱与糖皮质激素联合用于中重度哮喘的长期控制，有助于哮喘控制、减少激素剂量。考虑到其有效性和安全性，目前一般不推荐用于儿童哮喘的长期控制治疗。

（5）口服长效 β_2 受体激动剂：包括沙丁胺醇控释片、特布他林控释片、盐酸丙卡特罗、班布特罗等，可明显减轻哮喘的夜间症状。①盐酸丙卡特罗：口服 15~30 分钟起效，维持 8~10 小时，还具有一定的抗过敏作用。剂量：＜ 6 岁患儿 1.25μg/kg，每日 1~2 次；≥ 6 岁患儿：25μg，每 12 小时 1 次。②班布特罗是特布他林的前体药物，口服吸收后经血浆胆碱酯酶水解、氧化，逐步代谢为活性物质特布他林，口服作用持久，半衰期约 13 小时，有片剂及糖浆剂，适用于 2 岁以上儿童。剂量：2~5 岁患儿 5mg，6~12 岁患儿 10mg，每日 1 次，睡前服用。

（6）全身用糖皮质激素：长期口服糖皮质激素（指超过 2 周）仅适用于重症未控制的哮喘患儿，尤其是糖皮质激素依赖型哮喘。

（7）抗 IgE 抗体：对 IgE 介导的过敏性哮喘具有较好的效果。但由于价格昂贵，仅适用于血清 IgE 明显升高、高剂量吸入糖皮质激素和 LABA 无法控制的 ≥ 6 岁重度持续性过敏性哮喘患儿。

2. 缓解药物

（1）短效 β_2 受体激动剂（SABA）：目前最有效、临床应用最广泛的支气管舒张剂，尤其是吸入型 β_2 受体激动剂广泛用于哮喘急性症状的缓解治疗，适用于任何年龄的儿童。常用的有沙丁胺醇和特布他林。可吸入、口服、静脉或透皮给药。

（2）全身型糖皮质激素：哮喘急性发作时病情较重，吸入高剂量激素疗效不佳或近期有激素口服史或有危重哮喘发作史的患儿，早期加用口服或静脉糖皮质激素可以防止病情恶化、减少住院、降低病死率。

（3）吸入抗胆碱能药物：如异丙托溴铵，常与 β_2 受体激动剂合用，使支气管舒张作用增强并持久，某些哮喘患儿应用较大剂量 β_2 受体激动剂不良反应明显，可换用此药，尤其适用于夜间哮喘及痰多患儿。剂量为每次 250~500μg，用药间隔同 β_2 受体激动剂。

（4）硫酸镁：初始治疗无反应伴持续吸氧血症或治疗 1 小时后肺功能 FEV_1 仍低于 60% 者可考虑静脉用硫酸镁。常用剂量为 25~40mg/（kg·d），分 1~2 次，最大剂量 2g/d。

（5）茶碱：因其治疗窗窄，毒性反应相对较大，一般不作为首选药物，适用于对支气管舒张剂和糖皮质激素治疗无反应的重度哮喘。应特别注意不良反应，尽量在心电监测条件下使用。

3. 其他药物

（1）抗菌药物：多数哮喘发作由病毒感染诱发，因而无抗菌药物常规使用指征。对有细菌或非典型病菌感染证据者给予针对性治疗可取得比单用抗哮喘治疗更好的疗效。

（2）免疫调节剂：因反复呼吸道感染诱发喘息发作，或哮喘控制不良导致的呼吸道感染风险增高的患儿，除应用合适的控制治疗药物以外，可联合应用免疫调节剂以改善呼吸道免疫功能。

（3）中药：现代大量实验研究已证明，某些中草药具有抗炎、抗过敏及免疫调节作用，临床实践中也已积累了应用中草药治疗儿童哮喘的丰富经验。临床实际应用时必须根据患儿具体情况选择合适的中药治疗。

四、药学监护要点

儿童是特殊人群，用药安全是临床药师的首要关注点，而患儿家属更是临床药师需要沟通的重点，临床药师可对哮喘患儿进行综合性的评估、分期、分级，实行个体化给药，关注治疗药物的不良反应和潜在的相互作用，为临床提供合理、有效的治疗方案。应对患儿家属进行用药宣教，教育患儿及家属正确使用药品，提高患儿及家属的治疗依从性，提高哮喘控制率，改善患儿生活质量。

（一）治疗方案

考查治疗方案是否按照最新版《儿童支气管哮喘诊断与防治指南》方案执行（目前我国最新版是2016年版）；将支气管哮喘常用药物的作用、分类、不良反应以及用法用量等详细地介绍给患儿家属，确认患儿家属能否区别控制药物和缓解药物。支气管哮喘患儿需要每个季度复查一次，以详细地了解患者的肺功能，医师及药师依据患儿肺功能的复查结果，对患儿的治疗方案进行调整，以保证用药的合理性。

（二）方案执行情况

1. 用药方法　吸入给药是哮喘治疗最重要的方法，几乎所有儿童均可以通过教育正确进行吸入治疗。药师需反复对患儿进行吸入技术教育，让患儿现场展示吸入装置的使用方法。儿童哮喘吸入装置的选择和使用见表4-3。

表4-3　吸入装置的选择和使用

吸入装置	适用年龄	吸入方法	注意点
压力定量气雾剂（pMDI）	>6岁	在按压气雾剂前或同时缓慢地深吸气（30L/min），随后屏气5~10秒	吸ICS后须漱口
pMDI加储雾罐	各年龄	缓慢地深吸气或缓慢潮气量呼吸	同上，尽量选用抗静电的储雾罐，<4岁者加面罩
干粉吸入剂（DPI）	>5岁	快速深吸气（理想流速为60L/min）	吸ICS后须漱口

续表

吸入装置	适用年龄	吸入方法	注意点
雾化器	各年龄	缓慢潮气量呼吸伴间隙深吸气	选用合适的口器（面罩）；如用氧气驱动，流量≥6L/min；普通超声雾化器不适用于哮喘治疗

雾化吸入过程中要防止药物进入眼睛，使用面罩吸药时，在吸药前不能涂抹油性面膏，吸药后立即清洗面部，以减少经皮肤吸收的药量。此外，在采用射流雾化时，应尽可能使用口器吸入（年幼者应使用面罩吸入器），如使用面罩则密闭式面罩优于开放式面罩，远离面部的开放式面罩会减少吸入肺内的药雾微粒量。呼吸节律对吸入药雾微粒量亦有影响，儿童哭吵时吸气短促，药雾微粒主要以惯性运动方式留存在口咽部，而且烦躁不安也使面罩不易固定，因此，最好在安静状态下吸入。

2. **依从性**　提高患儿用药依从性是哮喘治疗的关键之一，依从性低下的主要原因是对疾病或药物的认识不足、治疗方法不便或医患交流少等。临床药师应加强与患儿及其家属的交流，向患儿及家属讲解疾病主要机制、致病因素、临床特征以及治疗方法等，并强调坚持用药的必要性，嘱咐患儿长期坚持用药，避免患儿擅自停药或漏服药物。在治疗方案合理的基础上，优选操作简便的给药方式，以提高患儿用药依从性。

案例分析

案例：患儿A，女，4岁，因"咳嗽伴喘促3天"前来就诊。就诊时鼻扇及三凹征均阳性，双肺听诊可闻及广泛哮鸣和水泡音，诊断为儿童哮喘。从A的父亲处得知A在1年前曾在某院诊断为哮喘，症状缓解后出院，出院带药布地奈德混悬液、沙丁胺醇溶液、孟鲁斯特钠咀嚼片以及丙卡特罗片。出院后父母从网上得知激素的严重副作用后，担心长期吸入激素的副作用，并未坚持长期、有规律地给A用药，而是仅在有喘息症状时进行雾化吸入布地奈德和沙丁胺醇，症状缓解后便停用，导致这1年中A的哮喘一直反复发作。应该给A的父母什么建议？

分析：①激素的副作用是呈剂量依赖性的，全身用激素副作用明显，但吸入用激素由于进入肺部,吞咽的部分经过肝的代谢到达血液循环的剂量非常少。一些长期的实验研究已发现虽然 ICS 有延缓生长、导致骨质疏松及抑制肾上腺皮质功能的副作用,会对生长发育造成轻中度的延缓作用,但是成年后身高与正常无明显差异。一些大型实验数据也未发现 ICS 对骨密度的影响及对骨折风险的影响。反而哮喘控制不佳对儿童身高会有不良影响。总之,与严重哮喘带来的风险相比,ICS 的副作用一般比较轻微,哮喘患儿使用利大于弊。②坚持规范治疗是巩固疗效、维持病情长期稳定、提高患儿生命质量的必要过程。未进行规范化治疗将导致病情迁延、反复发作,甚至伴随终身,严重影响患儿身心健康。未启动 ICS 治疗或 ICS 使用不当(包括 ICS 剂量不足、吸入方法不正确、用药依从性差)是未来哮喘急性发作和不可逆肺功能受损的重要危险因素。另外,频繁使用 SABA 是哮喘急性发作的危险因素,过度使用 SABA(使用压力定量气雾剂 > 200 吸/月)是哮喘相关死亡的独立危险因素。③在病情缓解后应继续使用长期控制药物规范治疗,定期评估哮喘控制水平,适时调整治疗方案。A 的医师应尽可能使用低剂量 ICS 达到哮喘良好控制,并需定期监测 A 的生长发育状况。每年至少进行两次评估以决定是否需要继续治疗,经过 3~6 个月的控制治疗后病情稳定,才可以考虑停药观察,但要重视停药后的管理和随访。

(三)药物不良反应

1. 观测药物的不良反应 临床药师要随时观测患者使用药物以后会发生的不良反应,注重与其有关的检测结果,若发生不良反应,就要立即暂停或调整用药。

2. 在应用 β_2 受体激动剂时,应注意监测患者心率、血钾,观测有无肌肉震颤、口干等症状。尤其在静脉给药时应特别注意心血管系统不良反应,如心动过速、Q-T 间隔延长、心律紊乱、高血压或低血压及低血钾等。

3. ICS 的局部不良反应包括声音嘶哑、咽部不适和口腔念珠菌感染。个别患儿使用药物不当可出现口腔真菌感染,通过吸药后漱口或暂时停药(1~2天)和局部抗真菌治疗即可缓解。声音嘶哑等停药后可自行消失。通过吸药后清水漱口、加用储雾罐或选用干粉吸入剂等方法可降低其发生率。

4. 茶碱的不良反应包括畏食、恶心、呕吐、头痛、轻度中枢神经系统功能紊乱、心血管反应、发热、肝病等。体内清除率个体差异大,建议测定血药浓度,有效地控制治疗血药浓度为 55~110μmol/L(5~10μg/ml)。

5. 白三烯受体拮抗剂的安全性较好,其中使用扎鲁司特治疗可出现短暂的肝酶水平升高(可能是肝毒性的早期表现),对肝功能不全者应定期监测肝功能。

(四)药物相互作用

患儿合用多种药物时,临床药师要注意可能存在的药物相互作用。比如,茶碱合并用大环内酯类抗生素、西咪替丁及喹诺酮类药物时会增加其不良反应,与酮替芬合用时可以增加清除率,缩短其半衰期,应尽量避免同时使用或调整用量。

(五)用药教育

通过教育与管理可以提高哮喘患儿家属对儿童哮喘的认识和处理疾病的能力,更好地配合治疗和加强预防措施,避免病情反复导致的病情加重,维持病情稳定和提高患儿生活质量。

主要内容包括:①使患儿家属了解儿童哮喘的发病及治疗特点,指导治疗注意事项,提高用药依从性;②回避变应原,如烟雾、刺激气体、花粉、尘螨、剧烈运动等诱发哮喘的危险因素;③掌握吸入给药的正确使用方法,保证出院后正确使用药物;④坚持长期规律的药物治疗,切忌断断续续地用药,避免病情反复,减少住院次数;⑤学会处理简单病情的技巧,如咳嗽加重或有轻度喘息时应雾化吸入速效 β_2 受体激动剂等;⑥加强自我监测,鼓励家长记哮喘日记,向患儿及其家属解释日记内容,即症状评分、应用药物、PEF、哮喘控制测试变化;⑦在制定个体化给药方案时,要考虑药物经济学的因素,减轻患儿家庭的经济负担。

第二节　便秘和腹泻

一、疾 病 简 介

便秘(constipation)定义为:排便延迟或困难,持续至少2周。新生儿期以后出现便秘,通常为特发性或功能性,可能原因为:低纤维饮食、排便时间少或无规律、因某次排便疼痛继而恐惧排便。其他引起便秘的原因包括:解剖性(肛裂)、神经源性(先天性巨结肠)、低张性(脑瘫)、内分泌性(囊性纤维化、甲状腺功能低下)等;药物使用,如阿片类、抑酸剂、抗惊厥药等亦可引发便秘;药物中毒,如慢性铅、汞、磷等中毒。正确处理便秘十分重要,因其可能影响生长发育,同时可致胃肠道不适,从而影响生活质量。另外,儿童期便秘可能延续至成人期。

腹泻(diarrhea)定义为:排便频率、量、粪便含水量均高于正常值。腹泻是发展中国家5岁以下儿童死亡的主要原因。儿童急性感染性腹泻通常由胃肠道病毒和细菌感染所致,临床上常伴或不伴恶心、呕吐、发热、腹痛等症状。病毒感染以轮状病毒、诺如病毒最为常见,细菌病原多为大肠埃希菌属、弯曲菌属、沙门菌属、志贺菌属等。我国儿童腹泻调查结果显示,每年的两个发病高峰为6—8月和10—12月,主要病原为大肠埃希菌、志贺菌和轮状病毒。婴儿及儿童急性腹泻,骤然起病,病程持续数天;若病程超过2个月,则为慢性腹泻,可能病因为吸收不良、炎症疾病、感染、肠道菌群改变、牛奶蛋白不耐受、药物等。婴儿及儿童腹泻可导致较高发病率与致死率,可能由于幼儿肠道急性净失水量高于成人,极易发生脱水,同时发生电解质紊乱时,婴儿肾脏代偿能力比成人更弱。

二、药学监护相关的症状、体征与检查指标

正常的排便习惯与年龄有关,出生1周内的新生儿平均每天排便4次,2岁时排便频率接近每天2次,4岁左右排便习惯接近于成人。根据临床经验,全面的病史是对便秘儿童评价的依据,具体包括便秘史、家族史、发育史、心理社会史、药物史等。同时,对便秘儿童应进行全面体格检查,其中,会阴部及肛门周围检查是最基本也是最重要的,并推荐行直肠肛门指检。重点关注及评价肛周的感觉、肛门紧张度、直肠容量及肛门反射等。实验室指标除了三大常规,对于所有便秘、腹痛、生长障碍、间歇性腹泻、有结肠癌或息肉家族史者均应行大便隐血试验。

腹泻重点关注患儿大便性状(稀水便,黏糊状、黏液脓血便等)和次数的改变,伴或不伴呕吐、腹胀、腹痛等其他消化道症状。急性腹泻患儿不同的脱水程度有着不同的临床表现,根据脱水评估,尤其是中重度脱水患儿应进行血电解质检查和血气分析。根据粪便性状、大便常规进行腹泻病因的分析,如非炎性腹泻多为水样,未见白细胞;而炎性腹泻多为黏液脓性、脓血便,可见白细胞、红细胞等,必要时进行微生物培养检测。对于慢性腹泻还需评估消化吸收功能、营养状况、生长发育等。

脱水程度的分类与临床表现:见表4-4。

表 4-4　脱水的程度与临床表现

脱水程度	丢失液体占体重的百分比	临床表现							
		精神状态	皮肤弹性	唇舌黏膜	前囟眼窝	尿量	四肢	脉搏	血压
轻度	5%	稍差	尚可	稍干燥，口渴	稍有凹陷	稍少	暖	正常	正常
中度	5%~10%	萎靡或烦躁	差	干燥	凹陷	明显减少	稍冷	快	正常或下降
重度	>10%	极度萎靡，重症病容	消失（捏起皮肤，恢复时间≥2秒）	明显干燥	明显凹陷	极少，甚至无尿	手足搐搦	快而弱	降低、休克

三、药物治疗方案和药物选择

便秘儿童的治疗原则包括：有无粪便嵌塞及其治疗，口服药物治疗，父母教育，饮食治疗，排便训练，密切随访及必要的调整药物。在药物治疗中，为了维持规律性排便，泻剂是有益的。泻剂包括：渗透性泻剂（乳果糖、山梨糖醇、大麦麦芽浸膏、氢氧化镁、枸橼酸镁、聚乙二醇等）、渗透性灌肠剂（磷酸盐灌肠剂）、刺激性泻剂（番泻叶、比沙可啶、甘油栓剂）、润滑剂（液体石蜡）。当药物为必要时，推荐润滑剂矿物油与氢氧化镁、乳果糖、山梨糖醇、聚乙二醇联合使用。聚乙二醇作为儿童去除粪便嵌塞的一线药物，不会影响肠道功能，不会导致体内代谢的紊乱，具有使用方便、疗效好、安全性高的优势。其不良反应极少，偶见腹痛、腹胀或轻微腹泻。随着对聚乙二醇不同剂型的不断研发，聚乙二醇制剂的口感得到改善，不良反应进一步减少。目前国内使用较多的还是乳果糖，口服不吸收，可以原型到达结肠，继而被肠道菌群分解代谢，缓解便秘的同时恢复结肠的生理节律。其不良反应在治疗初期可能会腹泻，通常继续治疗可消失。长期大剂量服用可能会因腹泻出现电解质紊乱。便秘治疗药物的剂量和注意事项见表4-5。

表 4-5　便秘治疗药物的剂量与注意事项

药物	初始剂量	注意事项
渗透性泻剂		
聚乙二醇	0.2~0.8g/（kg·d）	初始剂量为 0.5g/kg，调整剂量以保证疗效，每天不超过 17g
乳果糖	1~2g/（kg·d），每天 1 次或 2 次	1.5~3ml/（kg·d），不超过 60ml/d
木糖醇	1~3ml/（kg·d），每天 1 次或 2 次	价格低于乳果糖
麦芽糖提取物	每天 2~10ml/240ml，混于牛奶或果汁	可用于奶瓶喂养的婴儿
磷酸钠盐灌肠剂	≥ 2 岁：6ml/kg，最多可至 135ml	肾脏衰竭或先天性巨结肠患儿常见电解质紊乱；避免用于 2 岁以下患儿
润滑剂		
矿物油	≥ 1 岁：解除嵌塞后，15~30ml/ 岁每天最多使用 240ml 维持治疗：1~3ml/（kg·d）	冰冻后耐受更佳；避免用于不满 1 岁的患儿。误吸可致类脂性肺炎每天最大剂量：90ml
刺激性泻剂		
番泻叶	国内常用番泻叶原叶，成人 2~6g（儿童酌情减量），开水泡服	不推荐长期使用
比沙可啶	3~10 岁：5mg/d ＞ 10 岁：5~10mg/d	不推荐长期使用
甘油栓剂（直肠给药）	2~6 岁：每次一支儿童栓剂 ≥ 6 岁：每次一支成人栓剂	2 岁以下患儿优先使用的刺激性泻剂

注：本表改编自 MCKEE C, GILDON B, IBACH B. Common pediatric illnesses// ZEIND C S, CARVALHO M G, ed al. Applied therapeutics：the clinical use of drugs. 11th ed. Philadelphia：Wolters Kluwer Health, 2018：2159.

　　腹泻是多种疾病的一种临床表现，在未确定病因之前，必须对症治疗。治疗原则包括：预防和纠正脱水（补液治疗），补锌治疗，合理使用抗生素，其他对症治疗。

1. 补液治疗分为口服补液、静脉补液和鼻饲管补液。口服补液应用于治疗轻中度脱水，可选用口服补液盐（oral rehydration salt，ORS）或低渗 ORS；静脉补液用于重度脱水；鼻饲管补液推荐应用于无静脉输液条件的中重度脱水患儿，液体选择 ORS，20ml/（kg·h），总量不超过 80ml/kg。每 1~2 小时评估脱水情况（表 4-6）。

表 4-6 脱水程度和补液方式

脱水程度	补液 ORS	
无或轻微脱水	＜6 个月	50ml
	6 个月 ~2 岁	100ml
	2~10 岁	150ml
	＞10 岁	能喝多少补多少
轻中度脱水	4 小时内服完	
	用量（ml）=（50~75）× 体重（kg）	
	如呕吐持续存在，很可能需要静脉补液	
重度脱水	1. 30~60 分钟快速滴注或推注，以 2∶1 等张含钠液按 20ml/kg 扩容。	
	2. 扩容后，根据脱水性质（等渗性脱水选用 2∶3∶1 液；低渗性脱水 选用 4∶3∶2 液）按 80ml/kg 静脉滴注，先补充 2/3 的量。	

2. 急性腹泻时大便丢失锌增加，负锌平衡，组织锌也减少。在低收入国家或有锌缺乏风险的情况下，＞6 个月的急性胃肠炎患儿补锌可能获益。＞6 个月的患儿，进食后即可给予补锌治疗，补锌的量为：20mg/d，共 10~14 天。目前多用的是硫酸锌和葡萄糖酸锌，20mg 锌元素分别对应 100mg 硫酸锌和 140mg 葡萄糖酸锌。

3. 腹泻可分为感染性腹泻和非感染性腹泻，在未确诊前，对于痢疾样腹泻、疑似霍乱合并重度脱水、早产儿、合并免疫缺陷病、高热伴血性便的儿童可经验性给予抗生素治疗，一旦诊断为感染性腹泻，需要合理足量规范地使用抗生素。抗生素杀灭病原菌的同时，也会破坏肠道正常菌群，引起肠道菌群失调，从而导致抗生素相关性腹泻。所以，应当密切关注抗生素的使用指征和严格控制疗程。抗生素治疗感染性腹泻 48 小时后，如果病情未见好转，需考虑更换抗生素；如果病情好转，应使用至体温正常、症状消失后的 3~4 天，见表 4-7。

表 4-7 针对儿童急性感染性腹泻各病原菌的抗生素推荐意见

病原菌	抗生素	剂量	推荐意见
大肠埃希菌	磷霉素	口服：50~100mg/(kg·d)，分 3~4 次 静脉：100~300mg/(kg·d)，分 2~4 次	选择
	头孢噻肟	50~100mg/(kg·d)，分 2~4 次静脉滴注	推荐
	头孢唑肟	40~150mg/(kg·d)，分 2~3 次静脉滴注	推荐
	头孢曲松	20~100mg/(kg·d)，单次或分 2 次静脉滴注	推荐
	头孢他啶	30~100mg/(kg·d)，分 2~3 次静脉滴注	推荐
	头孢克肟	5~10mg/(kg·d)，分 2 次口服	推荐
	头孢哌酮	50~200mg/(kg·d)，分 2~3 次静脉滴注	推荐
	阿米卡星	首剂 10mg/kg，继以每 12 小时 7.5mg/kg，或每 24 小时 15mg/kg，肌内注射或静脉滴注	选择
	亚胺培南[a]	30~60mg/(kg·d)，重症可增至 100mg/(kg·d)，每日总量不超过 2g，分 3~4 次静滴（每 6~8 小时）	推荐
空肠弯曲菌	红霉素	40~50mg/(kg·d)，分 3~4 次口服，总疗程 5~7d，重症感染疗程延至 3~4 周	选择
	阿奇霉素	10mg/(kg·d)，口服或静脉滴注（＞6 个月患儿，体重＜45kg）；1 次 /d，每周 3 天为 1 个疗程；或采用 5 日疗法：首日 10mg/(kg·d)，后 4 天减半使用。一般 1 个疗程即可，严重者需要治疗 2~3 个疗程	推荐
鼠伤寒沙门菌	头孢噻肟	50~100mg/(kg·d)，分 2~4 次静脉滴注	选择
	头孢曲松	20~100mg/(kg·d)，单次或分 2 次静脉滴注	选择
	头孢他啶	30~100mg/(kg·d)，分 2~3 次静脉滴注	选择
	头孢哌酮	50~200mg/(kg·d)，分 2~3 次静脉滴注	选择
	哌拉西林 - 他唑巴坦	60~150mg/(kg·d)，分 3~4 次静脉滴注	选择

续表

病原菌	抗生素	剂量	推荐意见
肺炎克雷伯菌	亚胺培南 [a]	30~60mg/（kg·d），重症可增至 100mg/（kg·d），每日总量不超过 2g，分 3~4 次静滴（每 6~8 小时）	强烈推荐
	头孢哌酮 - 舒巴坦	80~160mg/（kg·d），分 2~3 次静脉滴注	选择
	亚胺培南	30~60mg/（kg·d），重症可增至 100mg/（kg·d），每日总量不超过 2g，分 3~4 次静滴（每 6~8 小时）	强烈推荐
金黄色葡萄球菌	（停用原来抗生素）		
	万古霉素	20~40mg/（kg·d），静脉滴注，每 12 或 8 小时分次食用	推荐
	利奈唑胺	10mg/（kg·次），每 8 小时分次静脉滴注	选择
艰难梭菌	（停用原来抗生素）		
	甲硝唑	30mg/（kg·d），分 4 次	推荐
	万古霉素	20~40mg/（kg·d），口服，分 4 次	推荐
白念珠菌	制霉菌素	5 万 ~10 万 U/（kg·d），分 3 次口服	选择
	氟康唑	3mg/（kg·d），单次口服	选择
	克霉唑	25~50mg/（kg·d），分 2~3 次口服	选择

注：本表内容引自中华医学会儿科学分会消化学组，《中华儿科杂志》编辑委员会 . 中国儿童急性感染性腹泻病临床实践指南 . 中华儿科杂志，2016，54（7）：483-488.

4. 其他对症治疗　应用肠黏膜保护剂（蒙脱石散）、微生态疗法（益生菌等）、非特异性止泻药（消旋卡多曲等）、中医中药治疗。

四、药学监护要点

便秘患儿的治疗需辅以生活习惯和饮食的调整，增加饮水量和富含植物纤维食物的摄取，增加适当的体育锻炼和排便反射恢复的训练。药物治疗中药物的不良反应大多是轻微和短暂的，主要表现在消化系统，应避免长期使用。

腹泻患儿的药学监护要点主要包括药物疗效评估、药物不良反应监测和饮食教育。

1. 疗效评估　儿童用药存在病情发展快、药物代谢快、药物敏感性高、个体差异性大等特点,因此,用药有必要明确指征、加强用药依从性并密切观察治疗反应。口服补液主要目的是补充因腹泻丢失和预计会继续丢失的水和电解质,根据患儿的腹泻、脱水等情况判断补液效果。腹泻可导致锌大量丢失,儿童缺锌可导致肠绒毛萎缩、肠道双糖酶活性下降。研究发现,腹泻患儿补锌治疗后,腹泻病程、病愈后腹泻再发生率、大便排出总量均明显降低。维生素 A 可促进肠黏膜上皮细胞的生长发育,增强对致病微生物的防御能力,从而减少发病。另外,还需给予益生菌如双歧杆菌、乳酸杆菌等。儿童免疫功能低下,肠黏膜屏障功能较差,易受外界影响出现腹泻。调节肠道微生态平衡有利于增强肠黏膜屏障作用,改善腹泻症状。

2. ORS 不良反应监测　不良反应为恶心、呕吐,多为轻度,常发生于开始服用时,此时可分次少量服用。一般不用于早产儿。随访检查:血压、体重、血电解质(主要为 Na^+ 和 K^+)、失水体征、粪便量。严重失水或应用后失水无明显纠正者需改为静脉补液。

3. 益生菌不良反应监测　不良反应为偶见全身过敏反应、顽固性便秘等,停药后可恢复。注意事项为对微生态制剂过敏者禁用;有潜在真菌感染者、果糖不耐受者和半乳糖吸收障碍者禁用布拉酵母菌。益生菌与抗生素、制酸药、铋剂、鞣酸等应间隔一定时间分开服用,以免影响益生菌疗效。抗生素对益生菌亦有杀灭作用,如果与含有益生菌成分的药物同时服用,抗生素会影响益生菌的疗效,因此,两类药物的服用时间至少应间隔 2 小时。

4. 饮食调整　患儿腹泻期间,应继续母乳喂养。年龄在 6 个月及以下的非母乳喂养儿继续喂食配方奶,年龄在 6 个月以上的患儿继续食用已经习惯的日常食物,如粥、面条、蛋、鱼末、肉末。鼓励患儿进食,如进食量少,可增加喂养餐次。避免给患儿喂食含粗纤维的蔬菜和水果以及高糖食物。病毒性肠炎常继发双糖酶(主要是乳糖酶)缺乏,对疑似病例可暂时喂养低/去乳糖配方奶,时间 1~2 周;腹泻好转后转为原有喂养方式。特殊的营养治疗有:①糖原性腹泻,以乳糖不耐受最多见,治疗宜采用去双糖饮食,可采用去/低乳糖配方奶。②过敏性腹泻,以牛奶过敏较常见,治疗应避免食入过敏食物,不限制已经耐受的食物。婴儿通常能耐受深度水解配方奶;如仍不能耐受,可采用氨基酸为基础的配方奶。③要素饮食,适用于慢性腹泻、肠黏膜损伤、吸收不良综合征者。

案例分析

案例1:患儿,女,2岁,体重15kg,腹痛4周,平均每周排便1次,每次都因疼痛而哭闹。患儿摄入正常成人食物,每天喝两杯全脂牛奶。详细询问病史及体格检查后,医师诊断为功能性便秘。应当推荐何种措施以缓解及预防她的便秘?

分析:在开始维持治疗前,首先应当排出积粪。尽管尚无对照研究比较口服或直肠用药的效果,但目前更倾向于低侵入性的口服使用矿物油、聚乙二醇,相比直肠给药(使用磷酸钠灌肠、矿物油灌肠,婴儿用甘油栓,大儿童使用比沙可啶栓),口服给药依从性更强。积粪排出后,应联合行为治疗、饮食调整、药物治疗,以保证正常排便,防止便秘再次发生。饮食调整包括摄入足量液体与膳食纤维。牛奶对于便秘的影响尚不明确,一些研究表明两者并无关联,但是近期研究显示两者间可能存在免疫介导相关的因果关联。适量使用药物,如聚乙二醇、乳果糖、矿物油、木糖醇等,确保患儿每天排1~2次软便,必要时可间断使用刺激性轻泻剂。虽然没有明确的规定推荐哪一种维持治疗药物,但最近的研究数据表明,相对于其他药物,聚乙二醇可能最有效,儿童使用耐受度最佳。所以初始治疗应包括:暂缓或限制牛奶摄入,排便训练,服用聚乙二醇散 0.5g/(kg·d)。实际使用时,可每天将一包药物(10g)溶于至少50ml水中服用。

案例2:患儿,男,15月龄,体重10kg,某日上午排稀便一次,伴呕吐,无发热。下午出现低热,且腹泻次数与粪便含水量均增多。如何评判其腹泻的严重程度?

分析:评判腹泻的严重程度及是否需要入院治疗,需考虑下列问题:①患儿是否出现下述严重脱水的症状与体征:眼窝严重凹陷、黏膜干燥、毛细血管再充盈时间显著延长、四肢冰冷呈斑驳状、哭闹时无眼泪、少尿或无尿、脉搏微弱、精神萎靡、经口摄入量少、深度呼吸、惊厥或癫痫史、发热不伴出汗或烦渴?②腹泻量是否仍较大 [> 10ml/(kg·h)]?是否存在肠道梗阻可能性?③是否存在由于监测不力或家长无力照顾患儿,导致脱水发生的风险？应当注意询问患儿腹泻次数与粪便的性状。

　　估计脱水的程度对评估腹泻患儿十分重要：体重减轻程度是一个很好的评判标准。有 3%~9% 的体重减少为轻至中度脱水，超过 9% 则为重度脱水。儿科医师对其进行了检查，医师认为脱水程度并不严重，无须住院治疗。治疗目的应为预防脱水发生，适量补液以恢复电解质平衡。轻至中度腹泻，不伴脱水常可在家中治疗，按年龄继续恰当喂养。粪便中体液丢失可通过含葡萄糖 ORS 进行补充。葡萄糖可提供热量，并增加小肠对于水、盐的吸收，该吸收机制在许多毒素相关腹泻中依然正常。目前有市售葡萄糖 - 电解质溶液，能够促进葡萄糖与钠的吸收，可用于婴幼儿。含糖饮料或果汁含钠量低，不能够补充腹泻丢失量，不建议使用。

　　世界卫生组织（WHO）曾推广的口服补液溶液（WHO 配方），含钠（90mmol/L）、钾（20mmol/L）、碳酸氢盐（30mmol/L）、氯（80mmol/L）、2% 葡萄糖，广泛用于急性腹泻的治疗。WHO 配方含钠量高，用于腹泻补液成功率达 90%。尽管市售 ORS 含钠量低于 WHO 配方，但两者效果相当，亦可用于霍乱引起的大量失钠病例。另外，非霍乱胃肠炎患儿选用低钠配方进行补液，呕吐次数与粪便量减少、静脉补液需求降低。故 WHO 于 2002 年推荐了一款新的口服补液配方，含钠 75mmol/L、总渗透压为 245mOsm/L。口服补液盐中加入了葡萄糖，以促进葡萄糖钠偶联吸收，但是若葡萄糖浓度超过 3%，葡萄糖 - 钠转运系统达到饱和，此时钠的吸收受影响，且额外的葡萄糖在肠腔内成为渗透性溶质。假定其液体缺失量为 50~100ml/kg，他应当在 4 小时内服用 750~1 500ml ORS。另外，如果患儿再次腹泻或呕吐，则每次腹泻应当额外补液 100ml；每次呕吐补充 20ml。若腹泻持续，口服补充不足以维持平衡，或出现严重脱水的症状或体征应再次就医。

第三节　癫　　痫

一、疾　病　简　介

　　癫痫是多种原因引起的慢性神经系统疾病，儿童时期是癫痫的高发时期，18 岁以下儿童占全部癫痫患者的 60% 以上。癫痫的病因学诊断复杂，治疗具有疗程长和影响因素多等特点，儿童患者还需注意其对生长发育的影响以及共患神经心理行为等疾病的影响，长期规范化的治疗和规范化的长程管理对于改善疾病预后至关重要。

国际抗癫痫联盟（International League Against Epilepsy，ILAE）将癫痫定义为：是一种大脑的功能紊乱，具有慢性反复发作的特点，并由此引起的神经生物学、认知、心理和社会的不良影响。癫痫的定义要求至少有一次及以上的癫痫发作。①癫痫发作（epileptic seizure）是由于大脑中异常的、过度的或同步的神经元活动而引起的发作性的临床症状和/或体征。临床表现多样，大多取决于所涉及的皮层区域。②癫痫综合征（epileptic syndrome）是指一组特定的临床表现和脑电图改变组成的癫痫疾病，具有特定的起病年龄、发作特点、脑电图特征、疾病发展过程以及预后特点的一组癫痫综合征，如婴儿痉挛、LGS综合征、儿童良性癫痫伴中央颞区棘波、儿童失神癫痫、青少年肌阵挛性癫痫等。③癫痫性脑病（epileptic encephalopathy）是指由于频繁癫痫发作和/或痫性放电，以及基础性病因造成的进行性神经精神功能障碍或退化。④耐药性癫痫为应用两种或两种以上抗癫痫药或者方案，经过合理、足量的单药或联合治疗后，仍不能完全控制发作的癫痫。

癫痫发作的分类在不断发展，1981年ILAE的发作分类主要是基于临床发作的症状学和脑电图来进行分类。多年来，ILAE一直致力于癫痫发作的更为科学的分类，包括基于病理生理机制、神经元分布区域、对抗癫痫药的反应、发作期脑电图的特点、痫样放电的播散方式、发作后表现以及癫痫综合征等要素来进行分类。2017年提出了新的可操作的癫痫发作分类，将癫痫发作分为局灶性起源（focal onset）、全面性起源（generalized onset）、未知起源（unknown onset）三大类（图4-3）。该分类为平行结构（即可以跳过级别），适用于成人和儿童的癫痫发作。

2018年ILAE在ILAE委员会关于分类和属于的意见书中提出了癫痫分类诊断框架（图4-4），与癫痫发作分类共同使用，这个框架包括了：癫痫的发作类型、癫痫与癫痫综合征分类类型（局灶性，全面性，全面性及局灶性两者兼有，未知）、癫痫的病因学诊断、癫痫的共患病评估与诊断，此诊断框架对癫痫的临床诊断进行全面的指导。

癫痫的病因是多方面的，包括遗传因素和后天获得性因素。癫痫的遗传因素包括：①个体对癫痫性症状的易感性的差异在很大程度上是由遗传因素决定的；②由于基因突变引起结构代谢性相关性癫痫，如结节性硬化症和苯丙酮尿症；③特定的癫痫基因影响大脑的神经兴奋性和同步化的遗传缺陷。

局灶性起源	全面性起源	未知起源

局灶性起源

意识清楚	意识受损

运动性
自动症
失张力发作
阵挛发作
癫痫样痉挛发作
过度运动发作
肌阵挛发作
强直发作

非运动性
自主神经性发作
行为终止
认知性发作
情绪性发作
感觉性发作

局灶性进展为双侧
强直 - 阵挛性

全面性起源

运动性
强直阵挛发作
阵挛发作
强直发作
肌阵挛发作
失张力发作
肌阵挛强直 - 阵挛发作
肌阵挛失张力发作
癫痫样痉挛发作

非运动性（失神）
典型发作
不典型发作
肌阵挛失神发作
眼睑肌阵挛发作

未知起源

运动性
强直阵挛发作
癫痫样痉挛发作

非运动性
行为终止

不能归类

图 4-3 国际抗癫痫联盟 2017 年癫痫分类建议

癫痫需要进行共患病评估与诊断,常见的共患病包括:智能障碍、运动障碍、孤独症、精神行为异常、注意力多动障碍、抽动障碍,患儿常常伴有神经系统以外的共患疾病,如视觉/听觉异常、皮肤改变、心脏/肾脏/骨骼等的畸形和异常。

癫痫的诊断需要首先确定发作事件是否是癫痫。许多系统性、神经和精神疾病与发作性表现需要与癫痫相鉴别,包括晕厥、过度换气、心血管疾病、睡眠障碍、阵发性运动障碍、偏头痛、短暂性脑缺血,心因性发作等。

二、临床症状、体征与辅助检查

癫痫具有慢性、反复发作的特点。

临床与药学的监护需评估患儿的意识状态、精神状态、运动状态、局灶体征（偏瘫 / 偏盲等）。运动性发作表现以及感觉、情感、行为或自主神经功能等。

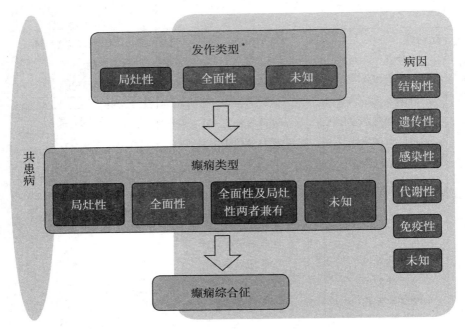

图 4-4　癫痫的 ILAE 分类诊断框架

除用于癫痫诊断和鉴别诊断的常规实验室检查外，病因学诊断可行遗传、内分泌代谢、免疫 / 炎症等方面的相关检查。

脑电图（EEG）是最重要的癫痫诊断方法，通过脑电图发作期以及间歇期的异常痫样放电的模式以及痫样放电的部位和起源等，不仅有助于癫痫的诊断，而且还可以作为癫痫或癫痫综合征的分类以及疾病特征的描述和诊断。长期监测癫痫通常用于鉴别诊断，并确定外科治疗的术前评估。当手术切除需要精确定位可切除的致病区域时，可以使用颅内深度或硬膜下电极进行长期监测。危重病人的连续脑电图正成为诊断未识别癫痫的重要手段。

神经影像技术是癫痫病因诊断、外科治疗的重要工具，在癫痫领域主要用于确定病因、评估病变性质、评估致痫灶（或致痫区）、评估脑功能区，如脑血管造影、核素脑扫描、计算机体层扫描（computed tomography，CT）、磁共振成像（magnetic resonance imaging，MRI）、正电子发射断层扫描成像（positron emission tomography, PET）、脑磁图（magnetoencephalography, MEG）等检查有助于鉴别诊断和寻找癫痫病因。应注意，影像学的阳性结果不代表该病灶与癫痫之间存在必然的因果关系。

此外，应根据患儿具体情况有选择性地进行检查，比如血液检查、尿液检查、脑脊液检查、心电图检查、基因检测等。

三、抗癫痫药的治疗原则与治疗方案

抗癫痫药（antiepileptic drug, AED）治疗的基本原则：①及时开始治疗；②首选单药治疗，小剂量开始，逐渐加至目标剂量，取得满意疗效后长期维持服药，首次单药足量治疗无效，原则上应转换另一单药治疗；③合理联合用药，当两个单药先后治疗均未奏效，原则上应考虑联合用药，一般以 2~3 种为宜，尽可能选择作用机制不同的药物联用；④注重药物不良反应和药物之间的相互作用，抗癫痫药的不良反应包括急性、慢性和特异性的不良反应，需要密切观察随访，及时处理，尤其是用药早期（前 3 个月）或调整用药方案时，由于抗癫痫药之间以及抗癫痫药与其他药物之间可能存在相互作用，用药时需注意，必要时行血药浓度监测；⑤充分了解所选抗癫痫药的药动学及药效学特点，以利于判断其疗效、不良反应，注意调整方案的时机；⑥足够疗程，通常情况下癫痫患者如果持续无发作 2 年以上，结合脑电图随访检查正常，即存在减停药的可能性，但是否减停、如何减停还需综合考虑患者的癫痫类型（病因、发作类型、综合征分类）、既往治疗反应、患者个人情况以及停药复发风险等。

抗惊厥药物疗效差异的原因包括遗传差异、癫痫的发病机制和严重程度、年龄、营养状况、肾功能和肝功能、伴随疾病和药物相互作用等。

（一）药物治疗方案

对于癫痫新诊断儿童病例，抗癫痫药治疗的药物选择需依据抗癫痫药的作用机制、药动学特征、不同癫痫及癫痫综合征类型以及临床研究和循证依据综合考量。

1. 新诊断全面性发作癫痫患儿的初始单药治疗选择请见表 4-8。

2. 新诊断局灶性和特殊发作类型癫痫患儿的初始单药治疗选择　表 4-9 中列举了不同发作类型的药物选择。

表 4-8 新诊断全面性发作癫痫患儿的初始单药治疗选择

全面性发作	一线药物	二线药物	不推荐药物
强直阵挛发作	VPA，LEV，LTG	TPM，OXC，PB，ZNS，CBZ，CZP，PHT，NZP	VGB，ESM
强直发作	VPA，LEV，LTG	TPM，ZNS，PB，CZP，NZP	OXC，PHT，CBZ，VGB，ESM
阵挛发作	VPA，LEV	TPM，LTG，ZNS，PB，CZP，OXC，NZP	PHT，CBZ，VGB，ESM
肌阵挛发作	VPA，LEV，TPM	CZP，NZP，LTG，ZNS	PB，ESM，PHT，VGB，OXC，CBZ
失张力发作	VPA	TPM，LEV，LTG，CZP，NZP，ZNS	PB，PHT，VGB，ESM，OXC，CBZ
失神发作	VPA，ESM，LTG	CZP，LEV，TPM，NZP	ZNS，PB，PHT，VGB，CBZ，OXC

注：一线、二线药物所列的抗癫痫药排序，其选择强度依次递减。

VPA：丙戊酸，LEV：左乙拉西坦，LTG：拉莫三嗪，TPM：托吡酯，OXC：奥卡西平，PB：苯巴比妥，ZNS：唑尼沙胺，CBZ：卡马西平，CZP：氯硝西泮；PHT：苯妥英，NZP：硝西泮，VGB：氨己烯酸，ESM：乙琥胺。

表 4-9 新诊断局灶性和特殊发作类型癫痫患儿的初始单药治疗选择

局灶性和特殊发作	一线药物	二线药物	不推荐药物
局灶性发作	OXC，CBZ，LEV，VPA，LTG	TPM，ZNS，PB，PHT	CZP，VBG，NZP，ESM
局灶性继发全面性发作	OXC，CBZ，VPA，LEV，LTG	TPM，ZNS，PB，PHT，CZP，NZP，VGB	ESM
癫痫性痉挛	VPA，TPM，VGB	CZP，LEV，NZP，LTG，ZNS	PB，PHT，OXC，CBZ，ESM
多种类型发作	VPA，TPM，LEV	LTG，CZP，ZNS，NZP，PB	OXC，CBZ，VGB，PHT，ESM

续表

局灶性和特殊发作	一线药物	二线药物	不推荐药物
不能归类发作	VPA，LEV，TPM	LTG，CZP，PB，ZNS，NZP，OXC	CBZ，VGB，PHT，ESM

注：一线、二线药物所列的抗癫痫药排序，其选择强度依次递减。

3. 新诊断常见儿童癫痫综合征的初始单药治疗选择 表 4-10 列举了 11 种儿童癫痫综合征的不同药物选择方案。

表 4-10 新诊断常见儿童癫痫综合征的初始单药治疗选择

癫痫综合征	一线药物	二线药物	不推荐药物
儿童失神癫痫	VPA，ESM，LTG	LEV，CZP，TPM	ZNS，NZP，PB，VGB，PHT，ACTH，泼尼松，OXC，CBZ
伴中央颞区棘波的良性癫痫	OXC，LEV，VPA，CBZ	LTG，TPM，ZNS，PB，CZP	NZP，PHT，VGB，ACTH，泼尼松，ESM
Ohtahara 综合征	VPA，TPM	LEV，CZP，ACTH，NZP，泼尼松，ZNS，PB，LTG	VGB，OXC，CBZ，PHT，ESM
婴儿痉挛	ACTH，TPM，泼尼松，VGB，VPA	CZP，LEV，NZP，LTG，ZNS	PB，PHT，OXC，CBZ，ESM
伴结节性硬化症的婴儿痉挛	VGB，ACTH，TPM，VPA	泼尼松，CZP，LEV，NZP，ZNS，LTG	PB，PHT，OXC，CBZ，ESM
Dravet 综合征	VPA，LEV，TPM	CZP，NZP，ZNS	PB，泼尼松，ACTH，VGB，OXC，ESM，CBZ，PHT，LTG
Lennox-Gastaut 综合征	VPA，TPM，LEV	LTG，CZP，NZP，ZNS	PB，VGB，OXC，泼尼松，ACTH，PHT，CBZ，ESM
Doose 综合征	VPA	TPM，LEV，LTG，CZP，NZP，ZNS，ACTH，泼尼松	PB，ESM，VGB，PHT，OXC

续表

癫痫综合征	一线药物	二线药物	不推荐药物
Landau-Kleffner综合征	VPA，LEV，泼尼松	ACTH，CZP，TPM，LTG，NZP	ZNS，OXC，PB，VGB，CBZ，ESM，PHT
伴非快速眼动睡眠期持续棘慢波的癫痫性脑病	VPA，LEV	TPM，CZP，泼尼松，LTG，ACTH，NZP，ZNS	PB，OXC，VGB，PHT，ESM，CBZ
青少年肌阵挛癫痫	VPA，LEV	TPM，CZP，LTG，NZP，ZNS	PB，ESM，PHT，ACTH，泼尼松，VGB，OXC

注：一线、二线药物所列的药物排序，其选择强度依次递减。

4. 儿童癫痫持续状态的药物治疗方案　癫痫持续状态（status epilepticus，SE）的传统定义为 1 次癫痫发作持续 30 分钟以上，或频繁发作且发作期间意识未能恢复。2015 年 ILAE 关于癫痫持续状态分类的报告中进行了新的定义及分类，将 SE 定义为终止癫痫发作的机制失效或新的致痫机制导致了异常持久（发作时间为 t_1）的痫性发作，且可能造成长期（t_2）损伤，引起包括神经元损害甚至死亡、神经网络结构改变等较严重的后果。该指南较符合当前的临床工作实践，且提出了全新的癫痫相关时间（t_1 及 t_2）概念：①强直阵挛发作 t_1 为 5 分钟，t_2 为 30 分钟；②伴意识障碍的局灶性发作 t_1 为 10 分钟，$t_2 > 60$ 分钟；③失神发作 t_1 为 10 分钟，t_2 未确定。而依据发作类型的不同，又可分为惊厥性 SE 和非惊厥性 SE，临床则以惊厥性 SE 多见。儿童惊厥性 SE 药物治疗流程见表 4-11。

表 4-11　儿童癫痫持续状态的药物治疗流程

发作时间 /min	临床处理	注意事项
0~5（即刻处理）	稳定患者（气道、呼吸、循环、神经系统功能评估）；准确记录癫痫发作的时间，监测评估生命体征；吸氧（经鼻导管、面罩吸氧、气管插管和机械通气）；建立静脉通道；测定血常规、生化代谢（血糖、血电解质、血氨、血液学，必要时做毒物筛查或血药浓度检查）	临床确认是否癫痫发作

续表

发作时间 /min	临床处理	注意事项
5~30 （初始治疗）	地西泮 0.15~0.2mg/kg，最大 20mg/ 剂，静脉缓慢推注，间隔 10 分钟可重复该剂量一次；苯巴比妥 15~20mg/kg 如果上述两种均不可用：地西泮 0.25~0.5mg/（kg·剂），最大 20mg/ 剂，直肠给药；或咪达唑仑 0.2mg/kg，最大剂量 10mg，鼻腔 / 颊黏膜给药	脑电图和心电图监测；咪达唑仑黏膜制剂或地西泮直肠用制剂，可由父母、照料者或急救人员在抵达医院前给药
30~60 （第二阶段治疗）	丙戊酸 20~40mg/kg，最大 3 000mg/ 剂，< 6mg/（kg·min）静脉推注；或左乙拉西坦 40mg/（kg·剂）静脉推注；或苯巴比妥 15~20mg/kg，50~100mg/min 静脉推注；或苯妥英 20mg/（kg·剂），静脉注射	通知重症监护病房（ICU）和 / 或高年资麻醉医师，麻醉治疗准备
> 60 （RSE 紧急处理及麻醉治疗）	麻醉治疗：咪达唑仑 0.2mg/kg 静脉推注，后续 0.05~0.40mg/（kg·h）静脉泵注维持；或丙泊酚 2~3mg/kg 静脉推注，追加负荷量 1~2mg/kg 直至发作终止，后续 4~10mg/（kg·h）静脉泵注维持；脑电图痫样放电消失后继续药物维持 24~48 小时	进入神经重症监护室，气管插管 / 机械通气，保护重要器官系统和维持内环境稳定，床旁 VEEG/EEG 监测
> 24 小时 （SRSE 治疗）	麻醉药或抗癫痫药联合其他治疗：生酮饮食、免疫调节剂、亚低温、外科手术治疗	SRSE 预后不良，需告知家属

注：RSE. 难治性癫痫持续状态；SRSE. 超难治性癫痫持续状态。

5. 药物难治性癫痫的药物治疗方案　儿童药物难治性癫痫常见，目前儿童难治性癫痫的主要治疗措施包括根治性外科手术、姑息性外科手术、生酮饮食、迷走神经刺激术进一步抗癫痫药治疗、皮质类固醇激素等免疫治疗、心理康复治疗等。

难治的原因需要除外由于药物选择不当、药物剂量不足、药物依从性不佳等原因导致的临床癫痫控制不良。一些单基因病引起的癫痫，如 SCN1A 相关的癫痫性脑病，因其钠离子通道相关功能处于抑制水平，临床用钠离子通道阻滞剂会加剧此类癫痫的发作；随着分子遗传学技术的进步和新药研发，一些特异性的遗传代谢性疾病引起的癫痫，可以通过靶向药物的治疗使癫痫可治，例如结节性硬化可通过应用 mTOR 受体拮抗剂西罗莫司或依维莫司进行靶向治疗，对吡哆醇氧化酶缺乏可予以维生素 B_6 治疗，达到疾病的精准治疗。

案例分析

案例：患儿 A，男，18 个月，因"频繁抽搐 10 余天"入院治疗。半年前脉络膜囊肿术后诊断为继发性癫痫，给予奥卡西平抗癫痫治疗，效果不佳，后加用托吡酯抗癫痫，癫痫控制，服药 1 个月后家长自行停用奥卡西平，继续服用托吡酯治疗 4~5 个月，期间 A 无再抽搐发作，入院 1 个月前自行给予中医药治疗（具体不详），并开始自行减停托吡酯。入院前 10 余天 A 出现抽搐，表现为双眼上翻凝视，牙关咬紧，无四肢强直、大小便失禁等，家长再次按照原方案治疗：奥卡西平 180mg，b.i.d.；托吡酯 37.5mg，b.i.d.；抽搐仍反复。收治入院后，应如何调整治疗方案及进行用药教育？

分析：①根据 A 的前期治疗情况判断 A 对奥卡西平抗惊厥不敏感：初治时，给予奥卡西平但效果不佳，后加用托吡酯，病程中家长自行停奥卡西平 5 个月，病情仍能控制，可予以逐渐减量过渡到停用。②因家长未经过医师辨证论治，自行给予中医药治疗及自行减量托吡酯，导致了 A 的病情反复并加重，病情逐渐向难治性癫痫发展，托吡酯不能很好地控制，因此，可加用左乙拉西坦 250mg，b.i.d. 治疗。左乙拉西坦与大部分抗癫痫药不同：该药不由肝脏代谢，代谢呈线性，无自身诱导，与其他大多数的抗癫痫药无相互作用，且蛋白结合率低，能避免受到高蛋白结合率药物的影响。③方案调整后联合应用托吡酯与左乙拉西坦联合治疗。两者均为广谱抗癫痫药，对全面性发作和部分性发作有效，二者作用机制不同，彼此间的搭配合理，且无明显的药物相互作用。方案调整后 A 的病情逐渐得到控制。④出院做好用药教育，告知 A 的家长，不可擅自减量服用或停用抗癫痫药，平时要注意观察有无头痛、头晕、嗜睡、感觉障碍、语言障碍、少汗、无汗、发热、情绪性格行为改变等，如有类似症状需要尽快就医；切勿自行减药或停药，一定要遵医嘱，按时复诊随访；避免去人多的地方，减少感染的机会；用药过程中，需关注患儿有无发热，发热时有无伴有无汗或咳嗽、咳痰，若有咳嗽、咳痰应及时复诊；平时养成记录患儿癫痫发作次数和表现的习惯，以便评价病情进展，并和药物的不良反应相鉴别。

（二）儿童癫痫患者药物选择注意事项

1. 儿童期生长发育快，在标准体重范围内应按千克体重计算每日给药量，对于体重高于或低于标准体重的儿童，应参照标准体重给药，并结合临床疗效和血药浓度调整给药剂量。

2. 新生儿和婴儿的肝脏和肾脏功能尚未完全成熟，对药物的代谢和排泄能力差，药物在体内半衰期长，容易蓄积中毒；婴幼儿至学龄前期体内药物代谢速率快、半衰期短，应在监测血药浓度的前提下，根据临床疗效调整剂量。

3. 注意监测药物不良反应，定期随访肝肾功能、血常规等。

4. 儿童首次发作后是否开始抗癫痫药治疗需要考虑癫痫的病因、发作类型、癫痫综合症状等。如良性婴儿癫痫首次非发作，可以暂时不用抗癫痫药，继续观察；若间隔 24 小时再出现发作，可开始用抗癫痫药治疗；儿童良性癫痫伴中央颞区棘波，间隔时间很长的复发，也不一定急于用抗癫痫药治疗。但如导致癫痫发作的病因持续存在，首次发作后即应给予 AED 治疗，例如有明确的围生期脑损伤病史。

5. 儿童正处于生长发育和学习的重要阶段，在选择抗癫痫药时，应充分考虑到对患儿认知功能的影响，在用药过程中应注意观察，如药物对患儿认知功能产生严重影响，应权衡利弊，必要时可更换药物。

6. 有些儿童期特殊的癫痫性脑病（如 West 综合征、Lennox-Gastaut 综合征、Landau-Kleffner 综合征等）除用 AED 治疗外，可选用肾上腺皮质激素、生酮饮食等特殊治疗方法。

7. 对于线粒体病和有机酸血症合并癫痫的患儿，禁用丙戊酸；对诊断为阿尔珀斯病（Alpers disease）合并癫痫的患儿应禁用丙戊酸，因丙戊酸可引起本病患者肝功能衰竭。

四、药学监护要点

临床药师对癫痫患儿进行积极的药学监护，是减少药物不良反应发生和促进临床合理用药的重要手段。临床药师应定期随访，了解患儿服药的依从性，并监测药物疗效和不良反应。

（一）抗癫痫药的选用

1. 根据不同的临床发作类型选用合适的 AED。

2. 熟悉 AED 的药动学，指导合理用药。每种 AED 都有其半衰期，可根据半衰期估计达到稳态血药浓度的时间,指导每日用药次数。药物相互作用可能改变药物半衰期,比如,苯巴比妥与丙戊酸合用,后者可使苯巴比妥半衰期延长,在药物联用时应格外注意。AED 的药动学特征见表 4-12。

表 4-12 AED 的药动学特征(儿童)

AED	主要作用机制	生物利用度/%	蛋白结合率/%	半衰期/h	血浆达峰浓度时间/h	活性代谢产物	对肝酶的作用
卡马西平	A	75~85	85	14~27(儿童) 8~28(新生儿)	3~4	有	诱导
氯硝西泮	B	>80	85	20~40	—	有	
苯巴比妥	B	80~90	40~60	37~73	12~21	无	诱导
苯妥英钠	A	95	69~96	5~14(儿童) 10~60(新生儿)	7~28	无	诱导
扑米酮	B	80~100	0	5~11	4~7	有	间接诱导
丙戊酸	A,B	70~100	80~95	8~15	1~2	有	抑制
加巴喷丁	B,D	<60	0	5~7	—	无	无
拉莫三嗪	A	98	55	—	—	无	无
左乙拉西坦	D,F	<100	—	—	2	无	无
奥卡西平	A	<95	40	5~8	2~3	有	弱诱导
托吡酯	A,B,E	≥80	15	10~15	—	无	抑制
氨己烯酸	B	≥60	0	4~7	1~2	无	无
唑尼沙胺	A,C	≥50	40	—	10~12	无	无

注:AED 的主要作用机制主要分为 A. 钠离子通道阻滞;B. GABA 受体;C. 抑制 T 型钙通道;D. 抑制电压门控型钙通道;E. 谷氨酸受体拮抗;F. 突触囊泡 SV2 蛋白。

（二）抗癫痫药服用的依从性

癫痫患儿常常依从性差的原因包括：①患儿家长对抗癫痫药治疗认识不够，过分担心药物不良反应而随意减量或停药从而造成癫痫复发；②患儿家长随意增大剂量，导致不良反应的发生；③儿童生长发育较快，药物剂量调整比较频繁，患儿家长不能按时复查；④因长期服药造成的经济负担或病耻感，导致家庭无法承受或患儿拒绝服药。患儿依从性不佳容易造成治疗效果不满意或发生不良反应，因而临床药师应定期随访，协助确保患儿遵医嘱用药。提高患儿服药依从性首先应重视健康宣教，就癫痫的严重性和治疗方案的必要性做充分沟通，使患儿及家长消除病耻感，对治疗的目的、方法、过程和要求充分理解并主动配合。决定依从性的重要因素包括了药物的合理应用、不同年龄的剂型选择、尽可能少的服药次数、注意药物的可获得性和医保支付能力。此外，还可从细节上帮助患儿或其家长采用改善依从性的客观手段，例如指导并督促其建立规范的病情日志和服药记录、推算服药总量或者监测血药浓度。

> ## 案例分析
>
> **案例：**患儿 B，男，1 个月，体重 4.35kg，服用丙戊酸钠口服溶液（300ml：12g）2.1ml/d 治疗继发性癫痫，用药 1 周后由于频繁抽搐到医院就诊，血药浓度为 10.12μg/ml。B 的父亲告诉医师，他看到说明书上写明"对 2 岁以下儿童有更高的致命性肝毒性"，就没有按医嘱服用，而是自行减量到了 1.5ml/d。该如何向 B 的父亲建议？
>
> **分析：**①丙戊酸钠推荐的新生儿起始剂量为 20mg/kg，约合 2.1ml，而 B 实际服用的量只有 1.5ml，偏小；而且，丙戊酸钠血药浓度的治疗范围为 40~100μg/ml，B 的血药浓度偏低，建议在医师指导下，根据药物浓度监测情况，每间隔 2~3 天增加药物剂量，直至获得最佳疗效的最低剂量。②虽然绝大多数致死性肝脏中毒的病例发生在 2 岁以下儿童，但这些患儿均为难治性癫痫，往往接受多种抗癫痫药治疗，并有严重的神经系统和代谢相关的异常。肝毒性通常发生于治疗的前 6 个月，发生率为万分之一，大多有遗传性病因，如线粒体疾病，与剂量无关，以呕吐、困倦、嗜睡、畏食、水肿和黄疸等为先驱症状，出现症状时应停药前往医院就诊。B 为继发性癫痫且目前为单药治疗，发生肝毒性可能较低，但治疗期间仍应严密监测 B 的

情况,定期进行肝功能复查。③癫痫是一种慢性脑部疾病,除癫痫发作外,还合并认知减退、行为异常、抑郁等脑部功能异常及相应社会、心理的变化。早期控制癫痫发作极为重要,因为它能够保证患者的正常生活,避免急性的身体伤害和与癫痫反复发作有关的长期病态心理。而只有在治疗过程中保持稳定的有效血药浓度,才能有效地保证癫痫不再发作。为了达到此目标,务必按照半衰期定时给药,做到不漏药、不间断。所以B需注意遵医嘱使用药物,不可随意增加或减少药物的使用剂量。④应尽量在每天同一时间服用,发现漏服时,如果离服用下一剂的时间还早,应尽快补服;如果已经快到服用下一剂的时间,不要给患儿双倍量的药物,按原剂量服用即可;若已漏服2或3剂,请与医师联系。平常在家避免过饥、过饱,避免嘈杂、刺耳声音,避免强光及温度突然变化,避免激烈运动、睡眠缺乏,注意情绪稳定,注意保暖,预防受凉,防止感染,癫痫发作时注意把患儿头偏向一侧,并防止舌头被咬伤。

(三)药品不良反应

所有的 AED 都可能产生不良反应(常用 AED 的不良反应见表4-13),最常见的不良反应包括对中枢神经系统、全身多系统的影响和特异质反应。丙戊酸、卡马西平、苯巴比妥等药物的血药浓度高于治疗浓度时可引起可逆性显著的智力倒退及假性脑萎缩等认知功能障碍。多药联合较单药治疗更易引起患儿认知、语言功能障碍,亦可导致精神行为问题。癫痫患儿接受药物治疗期间,临床药师应加强宣教力度,必要时密切监测血药浓度,联合用药时,应选择不同作用机制的药物,注意药物之间的相互作用或不良反应的叠加效应,以减少不良反应。

表 4-13　抗癫痫药常见的不良反应

抗癫痫药	急性期(剂量相关)的不良反应	长期慢性的不良反应	特异质反应
卡马西平	头晕、视物模糊、恶心、困倦、中性粒细胞减少、低钠血症	低钠血症(无症状性)	皮疹、再生障碍性贫血、Stevens-Johnson综合征、肝损害
氯硝西泮	常见镇静(成人比儿童更常见)、共济失调	易激惹、攻击行为、多动(儿童)	少见,偶见白细胞减少

续表

抗癫痫药	急性期(剂量相关)的不良反应	长期慢性的不良反应	特异质反应
苯巴比妥	疲劳、嗜睡、抑郁、注意涣散、多动、易激惹(见于儿童)、攻击行为、记忆力下降	少见皮肤粗糙、性欲下降,突然停药可出现戒断症状如焦虑、失眠等	皮疹、Stevens-Johnson综合征、肝炎
苯妥英钠	眼球震颤、共济失调、畏食、恶心、呕吐、攻击行为、巨幼细胞贫血	痤疮、牙龈增生、面部皮肤粗糙、多毛、骨质疏松、小脑及脑干萎缩(长期大量使用)、性欲缺乏、维生素K和叶酸缺乏	皮疹、周围神经病、Stevens-Johnson综合征、肝毒性
丙戊酸钠	震颤、畏食、恶心、呕吐、困倦	体重增加、脱发、月经失调或闭经	肝毒性(尤其在2岁以下的儿童)、血小板减少、急性胰腺炎(罕见)
加巴喷丁	嗜睡、头晕、疲劳、复视、感觉异常、健忘	较少	罕见
拉莫三嗪	复视、头晕、头痛、恶心、呕吐、困倦、共济失调、嗜睡	攻击行为、易激惹	皮疹、Stevens-Johnson综合征、肝衰竭、再生障碍性贫血
奥卡西平	疲劳、困倦、复视、头晕、共济失调、恶心	低钠血症	皮疹
左乙拉西坦	头痛、困倦、易激惹、行为异常、流感样综合征	较少	无报告
托吡酯	畏食,注意力、语言、记忆障碍,感觉异常,无汗	肾结石、体重下降	急性闭角型青光眼(罕见)

(四)其他方面

提醒患儿家长重视患儿的日常护理,防止患儿因精神紧张、情绪变化,或电脑、电视、游戏机等光刺激过多而造成癫痫发作;患儿呼吸道感染等疾病有诱发癫痫发作的风险,需引起家长重视,及时就诊,及时积极退热;保持规律健康的生活方式,尤其注意避免睡眠不足、暴饮暴食以及过度劳累,如有发作诱因,应尽量避免。

此外,癫痫患儿常常伴发抑郁、焦虑、注意涣散、多动等情绪障碍与心理行为问题。需重视对患儿进行全面的心理评估,及时消除患儿的不良情绪及行为,提高患儿的生活质量。

第四节 甲基丙二酸血症

一、疾 病 简 介

甲基丙二酸血症(methymalonic academia,MMA),又称甲基丙二酸尿症,是我国最常见的有机酸代谢病。MMA 是常染色体隐性遗传病,主要由于甲基丙二酰辅酶 A 变位酶(即腺苷钴胺素依赖性酶)缺陷或其辅酶钴胺素(cobalamin,cbl,即维生素 B_{12})代谢障碍,导致甲基丙二酸、3-羟基丙酸及甲基枸橼酸等代谢物异常蓄积。

甲基丙二酰辅酶 A 变位酶缺陷(Mut 型)包括酶活性完全丧失(Mut^{0}型)和部分丧失(Mut$^-$型)。钴胺素代谢障碍包括 cblA、cblB、cblC、cblD、cblF、cblH 等型。Mut 型和 cblA、cblB 及 cblH(属于 cblD-2 型)缺乏表现为单纯型 MMA。cblC、cblD、cblF 缺陷型则可导致 MMA 合并同型半胱氨酸血症(合并型 MMA)。我国患者约 30% 为单纯型 MMA,约 70% 为合并型 MMA。

除上述遗传性缺陷,MMA 也可由钴胺素缺乏引起。原因包括长期素食、转钴胺素 Ⅱ 缺陷、慢性胃肠与肝胆疾病导致维生素 B_{12} 吸收障碍以及母源性维生素 B_{12} 缺乏可导致婴儿继发性甲基丙二酸血症。

二、药学监护相关的症状、体征与检查指标

1. 一般表现 甲基丙二酸血症患儿的临床表现缺乏特异性,主要包括喂养困难、反复呕吐、嗜睡、惊厥、昏迷、运动障碍、智力低下及肌张力减退。MMA 患者急性期可见昏迷、代谢性酸中毒、酮症酸中毒、低血糖、高乳酸血症、高氨血症、肝肾损害,严重时脑水肿、脑出血。

2. 亚型特点 早发型患儿多于 1 岁内起病,以神经系统症状最为严重,

尤其是脑损伤,大多累及双侧苍白球,可表现为惊厥、运动功能障碍及手足徐动症等;常伴发血液系统损伤,如巨幼细胞贫血,部分患者可出现肝肾损伤。迟发型患儿多在 4 岁以后出现症状,常合并多系统损害,儿童或青少年时期表现为急性神经系统症状,如认知能力下降、意识模糊及智力落后等,甚至出现亚急性脊髓退行性病变。

Mut^0 型患者起病最早,80% 在出生后数小时至 1 周内发病,Mut^- 及 cblA和 cblB 型患者多在出生 1 个月后发病。Mut 型患儿出生时也可能表现正常,但在发热、感染、高蛋白饮食、外伤等诱因下可发生急性代谢失代偿,出现类似急性脑病样症状,如拒乳、呕吐、脱水、昏迷、惊厥、酸中毒、低血糖、呼吸困难、肌张力低下并发脑病,因此,早期病死率极高。cblC 和 cblD 在新生儿期至成年发病者均有报道。cblC 型患儿在我国最为常见,主要表现为巨幼细胞贫血、生长障碍及神经系统症状。cblD 型患儿发病较晚,无血液系统异常表现。cblF 型患儿新生儿期出现口腔炎、肌张力低下和面部畸形,部分有血细胞形态异常。

3. 检查指标

(1)常规检查:血常规、尿常规、肝肾功能、血气分析、血糖、血氨、血乳酸等,可出现贫血、全血细胞计数减少、代谢性酸中毒、乳酸升高、高血氨、低血糖、肝肾功能异常等。

(2)特异性指标:代谢物水平检测是确诊本症的首选方法。①血丙酰肉碱(C3)、C3 与乙酰肉碱(C2)比值 C3/C2 增高,部分可伴继发性游离肉碱(C0)缺乏。②尿甲基丙二酸及甲基枸橼酸增高,可伴 3- 羟基丙酸增高。③血清和尿液同型半胱氨酸浓度增高,可鉴别 MMA 合并同型半胱氨酸血症患儿与单纯型 MMA 患儿。④部分合并型患者血甲硫氨酸水平降低。

维生素 B_{12} 负荷试验可以初步判断 MMA 分型。对于情况平稳的患儿,肌内注射羟钴胺或氰钴胺 1mg/d,连续 1~2 周。临床症状好转,尿甲基丙二酸下降 50% 以上,视为维生素 B_{12} 有效型。如有所降低(降低幅度 < 50%)视为部分有效。

(3)缺陷酶活性分析:包括甲基丙二酰辅酶 A 变位酶活性检测、钴胺素缺陷定位等。

(4)基因突变分析:是 MMA 诊断的金标准,且对明确疾病分型是最可靠的依据。

(5)辅助检查:①脑 MRI 扫描,MMA 患者脑 MRI 扫描常见对称性基底节损害，显示双侧苍白球信号异常，也可表现为脑白质脱髓鞘变性、软化、坏死、脑萎缩及脑积水等。②脑电图，MMA 伴惊厥患儿脑电图主要呈高峰节律紊乱、慢波背景伴癫痫样放电，而无惊厥患儿脑电图为局灶样放电和慢波背景。

三、药物治疗方案和药物选择

1. 治疗原则　维生素 B_{12} 无效或部分有效的单纯型 MMA 患者，以饮食管理治疗为主，限制四种甲基丙二酸前驱物质氨基酸，即异亮氨酸、蛋氨酸、缬氨酸、苏氨酸的摄取，目标为保障基本生理需求同时减少毒性代谢产物的产生。对于维生素 B_{12} 有效型患儿，蛋白饮食限制不必过于严格。

2. 急性期治疗　以补液、纠正酸中毒和电解质紊乱为主，应适当限制蛋白质摄入，同时保证热量和液体的供应。如果出现低血糖，可先行静脉注射葡萄糖 1~2g/kg，随后补充 10% 葡萄糖溶液。若伴有高氨血症，可静脉滴注或口服降血氨药物，如卡谷氨酸、苯丁酸钠、精氨酸或精氨酸谷氨酸 100~500mg/（kg·d）。持续高氨血症（血氨＞ 500μmol/L），则需要进行腹透或血液透析，以去除毒性代谢物。给予左卡尼汀（左旋肉碱）50~300mg/（kg·d），每天分 2~4 次，静脉滴注。

3. 药物治疗

（1）维生素 B_{12}：用于维生素 B_{12} 有效型的长期维持治疗。①对维生素 B_{12} 反应较好的患儿，肌内注射羟钴胺或氰钴胺，1~2mg/ 次，根据病情予每日 1 次至每 2 周 1 次不等。②一些维生素 B_{12} 反应良好的患儿可口服羟钴胺，2~8mg/d，监测病情及相关指标及时调整治疗。③维生素 B_{12} 部分有效的患儿，需要隔日 1 次至每周 1 次肌内注射羟钴胺或氰钴胺，1mg/ 次。

（2）左卡尼汀：能促进甲基丙二酸和丙酰肉碱排泄。常用剂量为每日剂量 50~100mg/（kg·d），分 2~4 次，口服。急性期症状缓解后转口服，每日剂量 50~200mg/（kg·d），分 2~4 次。对于维生素 B_{12} 无反应的患儿，在饮食治疗基础上，可长期口服左卡尼汀，每日剂量 30~200mg/（kg·d）。

（3）甜菜碱：用于 MMA 合并同型半胱氨酸血症患者，以促进高同型半胱氨酸转化为蛋氨酸。在使用维生素 B_{12} 的基础上，加用甜菜碱 100~500mg/（kg·d），分次口服。

（4）叶酸：用于合并贫血或同型半胱氨酸血症患者。剂量为：婴儿 15μg/（kg·d）或 50μg/d，儿童 0.1~0.3mg/d，成人 0.5mg/d，静脉或口服。

（5）对于发生代谢失代偿者，考虑使用广谱抗生素以减少肠道细菌产生的丙酸。由于可引起肠道菌群紊乱，应慎用。甲硝唑 10~20mg/（kg·d），每 8 小时 1 次，静脉或口服；或新霉素 50mg/（kg·d），每日 4 次，口服（新霉素口服途径不吸收），仅发挥局部作用。每年可重复给予多达 3~4 次的短期抗生素治疗，每个疗程为 2~4 个月。

4. 对症治疗　口服枸橼酸钾，有助于甲基丙二酸排泄，纠正代谢性酸中毒，保护肾小管功能。口服苯甲酸钠，可改善高氨血症以及高甘氨酸血症。对于合并癫痫等疾病的患儿，需给予抗癫痫药等治疗。对于合并肝肾损伤的患儿，需给予保肝药物等治疗。

四、药学监护要点

1. 疾病指标监测　确诊后每 1~3 个月随访一次，根据血 C3、C3/C2，尿甲基丙二酸及血浆同型半胱氨酸水平变化，同时检测血尿常规、血糖、血脂、白蛋白、肝肾功能和心肌功能等，调整各种药物的剂量。MMA 患儿在生活中应注意避免疲劳和交叉感染，注意监测尿酮体、血酮体、血气、血氨、血乳酸、血氨基酸谱等，以防代谢危象发生。

2. 营养状况监测　由于长期限制蛋白质的摄入，MMA 患儿容易发生微量营养素和矿物质缺乏，以维生素 B$_{12}$、维生素 A、维生素 D、叶酸、钙、锌缺乏较为常见。需监测患儿营养状况，测量身高、体重、头围等体格发育指标，评估精神运动发育情况。

3. 药物治疗监测　对于合并癫痫等疾病的患儿，需给予抗癫痫药等治疗，根据血药浓度监测调整用药。

案例分析

案例：患儿，男，1 个月，体重 3kg，出生史无特殊，生后正常开奶、奶量完成可，喂养 1 周后起，奶量逐渐减少，体重不增 3 周。偶有吐奶。血常规无异常，血气分析示代谢性酸中毒，入院。补液纠酸，保证能量供应。血氨基酸 / 酰基肉碱谱中 C3 升高，C3/C2 升高，提示有机酸血症，予左卡尼汀静脉给药。尿有机酸谱分析显示大量甲基丙二酸伴少量甲基枸橼酸排出，其他代谢指标无明显异常。血浆总同型半胱氨酸水平较高。代谢性酸中毒好转。进行维生素 B$_{12}$ 负荷试验，维生素 B$_{12}$ 负荷试验有效。诊断为 MMA 合并同型半胱氨酸血症（维生素 B_{12} 有效型）。完善全身检查及发育评估。入院 10 日后奶量恢复，随访血气代谢性酸中毒缓解，C3、C3/C2 较前下降，尿有机酸谱仅极少量甲基丙二酸排出，血浆同型半胱氨酸水平略下降，予出院。并嘱内分泌遗传代谢专科门诊长期随访。临床药师对出院后药物治疗有何关注要点？（出院 2 周后基因检测结果汇报，属cblC 型。）

分析：①患儿为维生素 B_{12} 有效型，羟钴胺肌内注射，1mg/ 次，b.i.w. 至 q2w.，后续随访应关注患儿的反应考虑是否调整频次及是否可改为口服。②口服左卡尼汀治疗，每日剂量 50~200 mg/（kg·d），分 2~4 次，后续调整每日用量。③由于患儿合并同型半胱氨酸血症，口服甜菜碱 100~500mg/（kg·d），分次口服。④关注微量营养素和矿物质缺乏情况，必要时应补充维生素 A、维生素 D、叶酸等。

（黄怡蝶　张俊琦　李紫薇　王　艺　张晓波　黄　瑛
罗飞宏　李智平　翟晓文　徐　虹）

参 考 文 献

[1] 中华医学会儿科学分会呼吸学组，《中华儿科杂志》编辑委员会. 儿童支气管哮喘诊断与防治指南（2016 年版）. 中华儿科杂志，2016，54（3）：167-181.

[2] 中华医学会儿科学分会消化学组，《中华儿科杂志编辑委员会》. 中国儿童急性感染性腹泻病临床实践指南. 中华儿科杂志，2016，54（7）：483-488.

[3] GUARINO A，LO VECCHIO A，DIAS J A，et al. Universal Recommendations for the Management of Acute Diarrhea in Nonmalnourished Children. Journal of Pediatric Gastroenterology and Nutrition，2018，67（5）：586-593.

[4] 中国抗癫痫协会. 临床诊疗指南：癫痫病分册（2015 修订版）. 北京：人民卫生出版社，2015.

[5] BROWNE T R，HOLMES G L. Handbook of epilepsy. 4th ed. Philadelphia：Lippincott Williams & Wilkins，2008.

[6] 中华医学会儿科分会神经学组. 新诊断儿童癫痫的初始单药治疗专家共识. 中华儿科杂志，2015，53（10）：734-737.

[7] 中华预防医学会出生缺陷预防与控制专业委员会新生儿筛查学组，中华医学会儿科学分会临床营养学组，中华医学会儿科学分会内分泌遗传代谢学组，等. 单纯型甲基丙二

酸尿症饮食治疗与营养管理专家共识. 中国实用儿科杂志, 2018, 33(7): 481-486.

[8] 王彩君, 张耀东, 康文清, 等. 新生儿甲基丙二酸血症基因及临床分析. 中华实用诊断与治疗杂志, 2018, 32(12): 1181-1183.

[9] 孙英梅, 李文杰. 甲基丙二酸血症临床诊治研究进展. 中国儿童保健杂志, 2017, 25(02): 147-150.

[10] 陆炜, 李晓静, 吴冰冰, 等. 甲基丙二酸血症. 中国小儿急救医学, 2015, 22(3): 205-206.

第五章　儿科药物治疗常见问题、药品不良反应及相关药学服务

第一节　儿科药物治疗常见问题及相关药学服务

一、超说明书用药

1. **超说明书用药概述**　在临床上,疾病的药物治疗超出说明书使用的范围,所用药品对应的适应证、适用人群或用法用量等不在药品监督管理部门批准的说明书之内,这就是超说明书用药(unlabeled uses, off-label uses),或"药品未注册用法"。医学科学是实践科学,在临床实践中,药品说明书有时更新较慢,其适应证和用法等常常滞后于医学的实践与发展。这就使得超说明书用药现象的出现不可避免。由于超说明书用药未经药品监督管理部门批准,有效性和安全性需进一步证实,使得患者的使用风险高于说明书内用药;医疗机构及医务人员也承担了高于常规治疗的医疗风险。作为特殊人群,儿童与孕妇、老年人等的超说明书用药情况尤为突出。儿童超说明书用药类型可分为5类,包括无儿童用药信息、超年龄、超适应证和禁忌证、超剂量和疗程及超给药途径。住院儿童或新生儿的超说明书用药很常见。儿科超说明书用药是临床实践中不得不经常面对的问题。

一项对中国儿童超说明书用药管理现状及认知度的调查显示,药师发现超说明书用药处方后,会有原则地积极配合,约67%的药师请示上级或查阅相关资料,确认该超说明书用药依据后予以配药。

2. **儿童超说明书用药**

(1)超说明书用药原则:保护患者得到当前最佳治疗的权利是超说明书用药的基本出发点,超说明书用药应具备5个条件:无替代(在影响患者生活质量或危及生命的情况下,无合理的可替代品)、有证据(有合理的医学实践证据)、非试验(用药目的不是试验研究)、获批准(经所在医疗机构的药事

管理与药物治疗学委员会及伦理委员会批准)、有知情(保护患者的知情权)。有证据是指:能提供较为可靠的循证依据,比如《中国药典》和《中国国家处方集》、权威的学术参考书籍、各疾病专业学术委员会编写的学术指南或专家共识、最新的国内外研究结果。获批准是指由医师说明,医院药事管理委员会及伦理委员会批准并备案,作为超说明书用药的依据。有知情是指:告知患者超说明书用药目的,将获益与风险予以充分告知,并对可能出现的不良反应采取应对措施,降低用药风险,征得患者或其家属同意,签订知情同意书。

(2)儿童超说明书用药药学监护:对于儿童人群,当必须进行超说明书用药时,医生及药师应当给予充分的药学监护。需要各方力量的相互配合,建立规范的流程。在超说明书的证据支持、用药监控等方面,药师可以通过参与评估、监督以及反馈发挥应有的作用。①根据病情,权衡按药品说明书用药和超药品说明书用药的利弊,以保障患者利益最大化;充分考虑超说明书用药的不良反应、禁忌证、器官功能等。②寻找合理的医学证据支持,包括指南、专家共识、循证医学研究、权威文献,以及专科医师和药师会诊意见。不应随意在缺乏理论的基础上超说明书用药。临床药师在此步骤应参与评估,提供相应的意见。③合规使用,使用药物前须经医院药事管理与药物治疗学委员会和伦理委员会批准并备案后方可实施。药师必须根据备案方能调剂。药师如果发现存在严重违反药品说明书的,应该拒绝调剂,并给予药学指导。④定期评估,防控风险。建立临床监测和定期评估制度,就疗效和可能出现的不良反应进行密切监测,及时终止不合理或不安全用药,并相应上报各监测系统。

二、不必要的药物治疗

合理用药的原则是安全、有效、经济、适当。不必要的药物治疗不仅不符合经济的原则,在安全方面也可能存在隐患,对于尚处在生长发育中的儿童尤为不利。处方药物过多还会降低儿童的用药依从性,不利于治疗的顺利进行。若药物之间存在相互作用,可导致药效的增强或减弱,提高不良反应发生的风险,同样不利于治疗。不必要的药物治疗可以表现为过度医疗,也可见于辅助用药的滥用。

例如,目前我国儿童哮喘的管理存在着治疗不足和治疗过度并存的现象。从哮喘治疗的规范和药物治疗的安全性角度分析,治疗过度应该给予更多关注。据不完全调查，在我国部分儿科哮喘门诊接受药物治疗的哮喘患儿中，有近 1/4 的患儿同时接受了 3 种以上的联合控制治疗药物。这与我国儿童哮喘严重度的实际现状不相匹配，我国的大多数哮喘患儿无须使用 3 种以上的药物联合控制治疗，1 种或 2 种药物足以控制和治疗哮喘。医师的行为受到多方面的影响，避免过度医疗有赖于整个社会医疗理念的进步。药师也可积极通过各种途径媒介进行面向医务工作者以及患儿家属乃至儿童的合理用药宣传教育，提升社会整体医疗理念与科学素养。

国家卫生健康委员会于 2018 年发布了《关于做好辅助用药临床应用管理有关工作的通知》，旨在规范辅助用药临床应用行为。例如，"医疗机构在调整完善药品处方集和基本用药供应目录时，如需纳入辅助用药，应当由药事管理与药物治疗学委员会，依据药品说明书和用药指南等，充分评估论证辅助用药的临床价值，按照既能满足临床基本需求又适度从紧的原则，进行严格遴选。""各级各类医疗机构要根据临床诊疗实际需求，制订本机构辅助用药临床应用技术规范，明确限定辅助用药临床应用的条件和原则，要求医师严格掌握用药指征，严格按照药品说明书使用，不得随意扩大用药适应证或改变用药疗程、剂量等。"药师在辅助用药临床应用管理中的作用则是：严格落实处方审核和处方点评制度，将辅助用药全部纳入审核和点评范畴，充分发挥药师在辅助用药管理和临床用药指导方面的作用。我国某医院有效运用"计划 - 执行 - 检查 - 处理"（Plan-Do-Check-Act，PDCA）循环不断改善合理用药的管理模式，将 36 种神经系统辅助用药试行分级管理，对神经系统辅助用药的用药目的、用药疗程、联合用药等问题作出明确规定，并进行专项治理和长效监管，有效控制了神经系统辅助用药的超适应证、超疗程、联合用药不合理等问题。通过制定所在医院的《药品异动管理规定》，对药品信息变更、药品使用数量异常及药品其他类别使用异常等方面的异常现象进行动态监控，对有异动迹象或不合理使用情况的药品启动用药合理性调查分析，并及时将调查结果反馈至医院层面，进行后续处理。

无论是事前的处方与医嘱审核、事中的调剂处方确认、事后医嘱回顾与处方点评，用药情况监控，还是用药宣传教育，药师都可以从药学监护的角度进行干预，减少不必要、不合理的用药行为的发生。

三、需要增加的药物治疗

在临床工作中,有时需要增加药物治疗以治疗或预防一种疾病或正在产生的疾病。患者需要增加药物治疗的常见原因有:需要给予预防性药物治疗,以降低产生新疾病的风险;存在未治疗的适应证,需要开始药物治疗;存在需要联合另一种药物加强疗效的适应证。随着医学的不断发展,各种疾病治疗方案不断创新优化,在许多疾病的预防方面成效显著。比如,每日服用小剂量阿司匹林可降低有确定风险因素的患者继发心肌梗死的风险;安全有效的持续免疫疗法用来预防如麻疹、腮腺炎、风疹、结核和肝炎等严重传染性疾病。

全面的药物治疗管理需要药师主动为患者提供监护服务,而不仅是简单地调配处方、改变医嘱或回答患者和医护人员的咨询问题。药师应以患者为中心,发现需要增加药物治疗的情况,确认并解决这一治疗问题,从而提高药物治疗水平和促进预防保健的发展。这充分体现了药学监护与基于处方审核的传统方法在合理确认和解决药物治疗问题方面的主要区别。一旦药师确认患者需要增加药物治疗,就必须及时建立以患者为中心的服务体系,尤其是对那些尚未处方或建议药物治疗的患者,如对拟接受肾移植的患者,需要在移植前接种疫苗以预防移植后免疫抑制造成感染的发生风险升高。

四、儿童适宜给药剂量的确定

理想的个体化用药,应在充分考虑每个患者的遗传因素(即药物代谢基因类型)、性别、年龄、体重、生理病理特征以及正在服用的其他药物等综合情况的基础上制定安全、有效、经济、适当的药物治疗方案。由于儿童生理上的特殊性以及研究证据的缺乏,临床上儿童最适宜的给药剂量较难确定。儿童的生长和发育处于连续的和动态的发展变化过程中,由于生理的变化,成人和儿童之间存在着显著的药动学(pharmacokinetics,PK)和药效学(pharmacodynamics,PD)差异。儿童的不同年龄阶段包括新生儿期、婴幼儿期、学龄前期、学龄期、青春期也可能会有差异。一种药物的PK特征是由个体给药后的吸收、分布、代谢和排泄(ADME)决定的。个体发育、代谢和转运蛋白表达的变化对药物ADME产生较大的影响,特别是出生至18个月这一阶段。

很多药物的有效性和安全性数据往往只在成人临床试验中得到证实，而缺乏儿童临床试验的验证，缺乏科学的数据支持和循证证据，直接导致在儿科临床实践中药物治疗的不确定性。儿童药物临床研究面临的挑战主要有：投资回报低，药企缺乏研究儿童依从性高的新制剂的热情；儿童接受试验药物的伦理问题；配备受过专业训练医师的专门从事儿科临床试验的研究中心较少。另外，对于脆弱的儿童群体，无法开展常规的Ⅰ期临床试验进行药物 PK 研究。由于伦理的约束、受试者例数少、血药浓度难以密集采样、血样体积小等的限制，导致缺乏充分的直接数据，这就对描述儿童 PK 特征的数学建模提出更高的要求。创新的 PK 采样方法和统计分析方法，可以克服这些困难。微量采样、稀疏采样，再利用采样（机会性采样）、干血斑采样和非血基质采样等策略逐渐应用于儿童。自上而下的群体 PK（population pharmacokinetics，PPK）模型适用于稀疏样品的统计分析；自下而上的基于生理的药动学（physiologically-based pharmacokinetics，PBPK）模型提供了药物处置内在规律的认识，但二者都需要更全面的确证。充分理解现有的技术和模型的优势和劣势，有助于提高儿童 PK 研究方案设计的创新性和科学性。

儿童的最适宜的药物剂量有赖于儿科药物临床研究及其应用，对某些药物则还需要借助药物治疗监测。如应用万古霉素新生儿个体化给药软件，临床医师只需输入患儿的年龄、体重和肌酐值，该患儿的个体化剂量就会自动计算出来，有助于更快达到目标血药浓度。又如，儿童移植患者的他克莫司初始推荐剂量是 0.15mg/kg，然而，已经有大量的研究表明：在该剂量下，青少年经常出现过量现象，而低龄儿童又剂量不足。这是因为体重与他克莫司的清除率在儿童患者中并非线性关系，所以单一的剂量不能满足各个年龄段儿童的需要。经定量药理学研究，最终确定肾移植患儿的体重、CYP3A5 基因型和血细胞比容为影响他克莫司剂量的主要因素。因此，在临床实践中，他克莫司儿童个体化治疗方案分为以下四步：个体化起始剂量的确定；治疗药物监测；剂量调整；随访。

五、药品分剂量

由于缺乏儿童适宜规格、剂型，而采用成人剂型及规格的药品不能满足从新生儿到青春期儿童不同年龄段人群的用药需求，在临床必要且没有替代品时只能将成人规格的药品分割后给患儿使用，这是儿科临床常常无法避免的一个问题,因而准确地分剂量就成为保障儿童用药安全、有效的关键之一。调查发现,新生儿科、重症监护室和心血管科最小规格剂量单位再拆分的处方比例高达 86.0%、72.0% 和 70.0%。半片分剂量可保证准确性,但 1/3 片、1/5 片等分剂量准确性变差,磨粉后分剂量的准确性更差。用全自动分包机进行分包并可能需要添加一定的辅料,将减小分剂量的重量差异。对于固体制剂在临使用前溶解或混悬于水中,并抽取适当体积给药时,需注意给药前应先摇匀。国外有将片剂磨成粉后分散于特定的不含有害辅料的分散系中(例如糖浆),配成液体制剂给药的儿科分剂量方式。总之,在进行药品的最小规格剂量单位再拆分之前,应充分考察分剂量的准确性、药物的稳定性以及加入辅料的安全性。

第二节　药品不良反应及相关儿科药学服务

一、药品不良反应的分类

药品不良反应(adverse drug reaction,ADR)是指合格药品在正常用法用量下出现的与用药目的无关或意外的有害反应。目前,药品不良反应分类有很多种,根据药品不良反应与药理作用的关系,将药品不良反应分为 A 型、B 型和其他。A 型反应是由药物的药理作用增强所致,其特点是可以预测,常与剂量有关,停药或减量后症状很快减轻或消失,发生率高,通常包括副作用、毒性作用、后遗效应、继发反应等。B 型反应是与正常药理作用无关的一种异常反应,一般很难预测,常规毒理学筛选不能发现,发生率低,但可能导致严重后果,例如死亡,包括特异质反应、药物过敏反应等。其他包括了在长期用药后出现,潜伏期较长,没有明确的时间关系,难以预测的药品不良反应,有些与致癌、致畸以及长期用药后心血管疾病、纤溶系统变化等有关,有些机制不清,尚在探讨之中。

国际医学科学组织委员会按一定范围内(包括地区、人群、时间等)药品不良反应发生的概率,将不良反应分为以下几类:十分常见的药品不良反应(指发生的概率 ≥ 1/10 的不良反应);常见的药品不良反应(指发生概率在 1/100~1/10 的不良反应);偶见的药品不良反应(指发生概率在 1/1 000~1/100 的不良反应);罕见的药品不良反应(指发生概率在 1/10 000~1/1 000 的不良反应);十分罕见的药品不良反应(指发生概率小于 1/10 000 的不良反应）。

按药品不良反应严重程度可分为：轻度药品不良反应（轻微反应或疾病，症状不发展，不需要治疗，不会使原有疾病复杂化，引起反应的药物只需停用即可）；中度药品不良反应（不良反应症状明显，对重要器官或系统有一定损害，易恢复，需要治疗）；重度药品不良反应（心、肝、肾、脑、脊髓等重要脏器损害，致残、致畸、致癌、危及生命，可引起后遗症，门诊患者需住院，住院患者需延长住院期）。

二、药品不良反应的评估

ADR 上报是志愿报告体系，我国法律规定药品上市许可持有人（指取得药品注册证书的企业或者药品研制机构）对药品的不良反应监测及报告与处理等承担责任，药品经营、医疗机构应按照规定报告疑似药品不良反应。药品 ADR 监测目的是收集以往未知的或严重的 ADR，在上报时需要对药品不良反应进行初步评估。报告类型一般需要区分为：一般的、新的一般的、严重的、新的严重这四类。国家药品监督管理局在 2018 年发布的《个例药品不良反应收集和报告指导原则》中有详细的描述。

1. 新的药品不良反应的判定　当不良反应的性质、严重程度、特性或结果与该上市许可持有人的药品说明书中的术语或描述不符，应当被认为是新的 ADR（或称非预期不良反应）。如不能确定不良反应是新的或已知的，应当按照新的来处理。导致死亡的不良反应应当被认为是新的不良反应，除非说明书中已明确该不良反应可能导致死亡。

同一类药品可能存在某个或某些相同的不良反应，称之为"类反应"。仅当在说明书中已有明确描述时，类反应才能认为是已知的不良反应，例如："与同类其他药品一样，药品 ×× 也会发生以下不良反应。"或"同类药品，包括药品 ×× 会引起……。"

2. 严重性的判定　ADR 报告类型中的严重，指严重性，而非严重程度。存在以下损害情形之一的不良反应应当被判定为严重药品不良反应：①导致死亡；②危及生命；③导致住院或住院时间延长；④导致显著或永久的人体伤残或器官功能损伤；⑤致癌、致畸、致出生缺陷；⑥导致其他重要医学事件，如不进行治疗可能出现上述所列情况的。注意，严重药品不良反应是指其"严重性"，是以患者/事件的结局或所采取的措施为标准，该标准通常与造成危及生命或功能受损的事件有关。

3. 关联性　对临床而言,发生不良反应后,判断是否药物引起,以及找到引发该不良反应的可疑药物,及时减量或停药是很关键的。在未明确真正原因之前,只能把药物作为怀疑对象,因为不良事件发生的环境比较复杂,同时存在着许多可能的影响因素,例如饮食、合用的药物、患者所患的疾病和并发的病症等,这些均可导致不良事件与药物之间联系的不确定性。为弄清楚确切的原因,进而寻找出解决和预防的办法,有必要进行因果关系评价(causality assessment,简称因果评价,又称关联性评价),评价怀疑药品与患者发生的不良反应/事件之间的相关性。根据世界卫生组织(WHO)相关指导原则,关联性评价分为肯定、很可能、可能、可能无关、待评价、无法评价 6 级,参考标准如下:

以上 6 级评价可通过表 5-1 表示:

表 5-1　不良反应相关性的 6 级评价

关联性评价	时间相关性	是否已知	去激发	再激发	其他解释
肯定	+	+	+	+	−
很可能	+	+	+	?	−
可能	+	±	±?	?	±?
可能无关	−		±?	?	±?
待评价	需要补充材料才能评价;或因果关系难以定论,缺乏文献资料佐证				
无法评价	评价的必需资料无法获得				

注:1. + 表示肯定或阳性; − 表示否定或阴性; ± 表示难以判断; ? 表示不明。

2. 时间相关性:用药与不良反应的出现有无合理的时间关系。

3. 是否已知:不良反应是否符合该药已知的不良反应类型。

4. 去激发:停药或减量后,不良反应是否消失或减轻。

5. 再激发:再次使用可疑药品是否再次出现同样的不良反应。

6. 其他解释:不良反应是否可用并用药品的作用、患者病情的进展、其他治疗的影响来解释。

个例报告的因果评价,实际只是一种暂时性的归因度分类,个别案例报告的"因果"评价结果并不可靠。随着知识的积累,变化的可能性很大。药品上市后新的 ADR 发现过程可分为 3 期:信号出现期、信号增强期与信号检验期。为了真正确定因果关系、发生率、危险因素和发生机制,只有在 ADR 发现过程的第三期,个例报告收集至一定数量后,通过进一步的分析性或实验性的研究才能进行。

不管是什么情形的不良反应,尽可能详细地了解、上报整个不良反应的过程,有助于不良反应的评估。新的不良反应的识别更为困难,但新的不良反应、严重不良反应的警戒价值很大,可疑即报是药品不良反应上报的原则,遵照这一原则,尽量提供详细的相关资料有助于不良反应关联性的评价。

三、儿童药品不良反应

儿童处于生长发育阶段,其独特的生理特点决定了儿童用药的风险更高。儿童用药安全问题应受到特别关注:①儿童的生理解剖特点导致药物在体内吸收、分布、代谢、排泄均与成人明显不同,尤其是新生儿和婴幼儿。②儿童用药剂量按每日每千克体重或体表面积来计算,用药错误的潜在风险是成人的3倍以上。③儿童专用药物和剂型对儿童用药安全至关重要,但是专门用于儿童的药物和剂型非常少。④儿童ADR漏报率较高,因为儿童本人难以对用药后出现的症状准确描述。误诊或漏诊也是儿童ADR漏报的一个主要原因,实际发生率远远高于报告率。因此,药品上市许可持有人应主动开展药物上市后儿童用药安全性的监测,医疗机构的医生、药师也应积极参与儿童人群的不良反应报告。在儿童人群的主动监测有利于发现儿童相关的药品不良反应,保护儿童患者的用药安全。

首都医科大学宣武医院以美国、荷兰和西班牙儿童高警示药品目录为基础,参考国内外儿童严重ADR文献报道,北京市、广东省、安徽省、湖南省和全军ADR监测中心儿童严重不良反应报告,合理用药国际网络(International Network for the Rational Use of Drug,INRUD)临床安全用药监测网用药错误数据库中儿童用药错误报告,以及“医院处方分析合作项目”收集到的处方资料,建立了中国儿童高警示药品初始目录,为药师开展儿童合理用药监测提供技术支持,以降低儿童用药风险,减少药源性伤害。在临床使用中,应根据药物上市、撤市信息以及上市药物安全性的最新循证医学证据,定期对目录内容进行更新和补充,以保证其实用性和准确性。

关注儿童药品不良反应,临床药师应了解儿童发生率高的药品不良反应、易发因素,就高警示药品加强监测,以保障儿童的用药安全。为减少药源性伤害,药物警戒作为一个实践体系,其范围包括了药品不良反应,药物治疗错误(用药差错)、药物滥用、药物误用、假药以及劣药造成的伤害。

四、药品不良反应监测要点

1. 提高药品不良反应上报率　在医疗机构,药师的职责包括开展药品不良反应的收集、整理、报告等工作。提高上报率需要打消医生、护士等人员的顾虑,不良反应上报渠道应尽可能便捷,另外,药师需主动出击干预。2018年调查显示,临床药师干预后医师上报药品不良反应的比例由17.2%增加到77.0%,临床药师干预可以促使ADR的上报更及时、规范,减少漏报,促进临床安全、合理用药。临床药师干预的具体措施有:①会同医务部采取行政干预,制定医院《ADR监测报告管理规范》,汇总排名上报情况,将排名与绩效考核挂钩。②成立ADR监测小组,每个科室任命联络员,临床药师分科负责与联络员对接。③定期对医护人员开展ADR监测宣教,编写发布《ADR报表填写方法》等。④临床药师在查房、会诊中加强对重点药物的用药监护,在病区患者的用药宣教和门诊患者的用药咨询中开设ADR宣教专栏。

有药师在开展药物不良反应监测的经验分享中指出,ADR监测的关键是要发现ADR信号,"指标药"又可称为指示药或追踪剂,这些药物可能用于某种ADR的治疗,如肾上腺素用于抢救过敏性休克,鱼精蛋白用于肝素过量所致出血等,该药师曾利用16种指标药追踪住院患者的ADR发生情况。另有研究发现,使用医疗机构ADR报告与管理系统自动提取HIS相关数据后,ADR上报数量直线上升,上报花费的时间直线下降。

2. 提高药品不良反应上报质量　每个药品不良反应过程描述应体现"3个时间、3个项目和2个尽可能",药师在监测时,也应注意把握这些关键点。"3个时间"指不良反应发生时间、采取措施干预不良反应的时间、不良反应终结的时间。"3个项目"指第一次不良反应出现时相关症状、体征和相关检查,药品不良反应动态变化的相关症状、体征和相关检查,发生药品不良反应后采取的干预措施及结果。"2个尽可能"指不良反应的表现填写时要尽可能明确、具体,与可疑不良反应有关的辅助检查结果要尽可能明确填写。

3. 积极预防药品不良反应的发生　药品不良反应重在预防。有研究指出,药师干预对于预防不良反应的发生有重要的价值,在调查期间,作者发现

2376 次的药学干预预防了 1678 次药物的 ADR。最常见的潜在药物相关问题是剂量过量,其次是处方遗漏、禁忌证、作用相似药物重复用药。发生用药禁忌以及药物过量的主要原因是肾功能减退以及复方制剂的使用。药师干预的措施包括:在处方审核及回顾、点评时,注意避免可能导致不良结果的药物相互作用、肾功能不全者进行给药方案调整、肝功能不全者进行给药方案调整、避免静脉药物的配伍禁忌、确认用药史及过敏史、药物治疗的咨询、血药浓度监测并给出相应建议。

4. 参与 ADR 的评估和治疗　临床药师对 ADR 及药物警戒有药学专业的优势,并且应当扩充流行病学、统计学等相关知识。对一些 ADR 表现容易与疾病本身的症状混淆的药品,如尿毒症患者使用神经系统药物辅助治疗时,发生了呕吐等胃肠道反应,此时需要鉴别呕吐是由于药物造成的,还是因为患者本身疾病造成毒素堆积引发,临床药师的有效干预可以使判断更为准确。力争对 ADR 的处理能做到"早发现、早治疗",有利于 ADR 的良性转归,避免进一步损害。

药师监测药品不良反应要点,体现在增加上报率、提高上报质量、积极预防不良反应的发生以及参与 ADR 的评估、治疗方面,这需要药师的积极参与、医护人员的积极配合,不断总结经验,提高药品不良反应的管理水平。

(张旭晖　李智平　翟晓文　徐　虹)

参 考 文 献

[1] 钱素云,杨梅. 超说明书用药的现状及原则. 中国小儿急救医学,2018,25(1):1-3.

[2] 张伶俐,李幼平,梁毅,等. 全球住院儿童超说明书用药现状的系统评价. 中国循证医学杂志,2012,12(2):176-187.

[3] 梅枚,王立波,刘恩梅,等. 中国儿童超说明书用药管理现状及认知度的横断面调查. 中国循证儿科杂志,2017,12(4):289-294.

[4] 陆国平. 如何规范儿童超说明书用药. 中国小儿急救医学,2018,25(1):18-21.

[5] 洪建国,鲍一笑. 重视儿童支气管哮喘的规范化诊治. 中华儿科杂志,2016,54(3):161-162.

[6] 郝国祥,郑义,JACQZ-AIGRAIN E,等. 定量药理学在儿科临床个体化治疗中的应用. 中华儿科杂志,2015,53(9):647-649.

[7] 乔欣,李智平. 住院患儿用药最小规格剂量单位再拆分使用情况分析. 医学信息,2016,

29（11）：72-73.

[8] 蔡育红,钟慧敏,谭洁英,等. 3种小儿用药片的分剂量评价. 广东药学院学报,2014,
30（3）：274-277.

[9] 魏戌,谢雁鸣. 国内外不良反应因果判断原则及评价方法解读. 中国中药杂志,2012,
37（18）：2744-2747.